Den heiligen Liebenden,
deren Wesen Heilung ist.
Den heiligen Heilern,
deren Wesen Liebe ist.

Inhalt

Persönliches Vorwort von Dr. David Simon

Liebe Leserin, lieber Leser,

Gemäß den mysteriösen und teils unergründlichen Wegen des Universums musste ich kürzlich erfahren, dass meine eigene Gesundheit einer unerwarteten Herausforderung in Gestalt eines Gehirntumors ausgesetzt ist. Ich habe mich unverzüglich einer Behandlung unterzogen, mit der ich hoffe, wieder gesund zu werden. Obwohl sicherlich jeder Betroffene, der von einer solchen Diagnose erfährt, natürlich erst einmal das Gefühl eines tiefen Schocks durchlebt, sage ich Ihnen ganz ehrlich, dass mir meine Erfahrungen und meine Praxis, die mich nahezu mein ganzes bisheriges Leben hindurch begleiteten, nun einen großen Dienst erweisen. Jenseits der Notwendigkeit und Dringlichkeit des Handelns in meiner momentanen Situation trage ich die überwältigenden Gefühle von Dankbarkeit, Frieden, Neugier und Erstaunen in mir, während ich die gegenwärtige Situation durchlebe.

Da ich seit nunmehr dreißig Jahren als praktizierender Arzt arbeite, habe ich mir Demut bewahrt; eine Achtung vor all den Unvorhersehbarkeiten, die einem widerfahren können.

Diese Art des Akzeptierens ermöglicht es mir, mich noch tiefgründiger mit meinem Wesen auseinanderzusetzen, indem ich die Verbindung mit der Allgemeinheit intensiviere: Für mich bedeutet Heilung, sich von Separierung hin zu Ganzheit zu entwickeln, und diese Erfahrung birgt ungeahnte Möglichkeiten, um sich weiterzuentwickeln und dabei authentisch zu bleiben.

Als Autor dieses Buches ermutige ich Sie, den Moment, der uns auffordert, gesund und frei zu werden, zu genießen und zu schätzen. Ob Sie bis dahin emotional oder körperlich gelitten haben oder ein schmerzliches Hemmnis für unüberwindbar hielten – nehmen Sie sich die Zeit, in sich zu gehen, denn dabei entdecken Sie den Wert und die Kostbarkeit Ihrer Existenz. Und genau diese Erfahrung hilft Ihnen, Hemmungen und Hindernisse zu überwinden, die Ihre Fähigkeit einschränken, das Geschenk des Lebens voll auszukosten.

Während Sie diese Worte lesen, nutzen Sie bitte die Chance, alles loszulassen, was Ihrem Glück, Ihrer Liebe und Ihrem Wohlbefinden im Wege steht und legen Sie für sich fest, dass heute der Tag ist, an dem Sie beginnen, Ihr wahres und großartiges Potenzial als etwas Heiliges zu betrachten.

Die Kernaussage von »Liebe heilt alles« ist, dass jede Veränderung die Dimensionen von Unendlichkeit und Ewigkeit in sich trägt: Haben wir den Wert unserer Existenz erst einmal erfasst und wissen ihn zu schätzen, dann werden sich Furcht, Ärger, Egoismus und Selbstmitleid auflösen, und wir werden uns wieder auf unsere Grundessenzen besinnen, auf Liebe und Unversehrtheit.

Wenn Unerwartetes geschieht, stellt sich meistens die Frage nach dem Warum. Aber ganz ehrlich: Für mich hat die Frage nach dem Warum noch nie einen Sinn gehabt. Viel wichtiger sind doch Fragen wie: Was kann ich jetzt tun? Wie kann ich mich auch in dieser Situation weiterentwickeln?
Keiner von uns hat ewiges Aufenthaltsrecht auf diesem Planeten, und ich sage Ihnen aus meiner ganz persönlichen Perspek-

tive, dass der tiefere Sinn einer jeden Erfahrung darin liegt, den Schritt von der Einschränkung zur Entfaltung, von der Sorge zur Akzeptanz, von der Angst zur Liebe zu gehen.

Ich danke Ihnen dafür, dass Sie diesen Weg mit mir gehen.

In Liebe,

David

*

Auf der Website www.lovefordavid.com können Sie sich über den Gesundheitszustand und die Fortschritte der Behandlung unseres Autors David Simon informieren, ihm aufmunternde Worte schicken und auch mit der Chopra-Center-Community in Kontakt treten.

Patricia Kasimir, Allegria Verlag, im Juli 2010

Danksagung

Mein grenzenloser Dank gebührt den vielen liebenden Herzen, die zur Geburt dieses Buchs beigetragen haben.

An meine geliebte Partnerin in Liebe, Pam, und an meine wunderschönen Spiegel der Liebe Max, Sara und Isabel;

An die teuren Wesen, die mich meine ersten Lektionen in Liebe gelehrt haben, Lee Shirley, Myron, Ethel, Sarah, Jill und Howard;

An Kyla Stinnett für ihre makellose Hingabe an die Klarheit und an Brookes Nohlgren für ihre unersetzliche Feinarbeit;

An Lynn Franklin und ihr talentiertes Team für ihre Hingabe dafür, dass diese Worte ein weltweites Publikum fänden;

An den Stamm der Chopra Center Press, David Greenspan, Tiffany Murray, Erika DeSimone, Tee Taylor, Sara Harvey, Asha McIsaac, Vijay Singh und Charley Paz für ihre selbstlose Aufmerksamkeit, Energie und Kreativität und an Claire Diab für ihre anmutige Darstellung der herzöffnenden Yoga-Positionen;

An Amanda Linkul, Trista Thorpe, David Goodley and Janis Steiner für das Erschaffen und Aufrechterhalten des Raums, der uns die Erforschung der heilenden Prinzipien ermöglicht;

An meine treuen Freunde und Lehrer Deepak Chopra, Debbie Ford, Marshall Rosenberg und Robert Johnson dafür, dass sie das Vokabular meiner Liebe erweitert haben;

An Daniel Ladinsky für seine großzügige Erlaubnis, das heilige Herz von Hafiz und andere Lichtwesen mit meinen Lesern zu teilen;

Und an Lubosh Cech für sein großartiges Talent im Manifestieren dieses Buchs.

Vorwort

Ich erinnere mich noch lebhaft an meine Erfahrungen als Medizinstudent, als ich an der South Side von Chicago Babies auf die Welt half. Nach Stunden intensiver Wehen trat endlich der köstliche Moment immenser Erleichterung und Freude ein, wenn ein Neugeborenes von seiner Mutter umarmt wurde und die Welt tief Luft holte. Ganz ungeachtet des Dramas und der Umstände, die die Geburt ankündigen mochten, war doch das reine, süße Potential neuen Lebens greifbar. Wie Carl Sandburg es formulierte: »Ein Baby ist die Meinung Gottes, dass das Leben weitergehen sollte.«

Alles Leben ist heilig. Sie sind unschuldig und offen in dieser Welt angekommen, in der uneingeschränkten Erwartung bedingungsloser Liebe. Es mag Monate oder sogar Jahre gedauert haben, bis in Ihnen die Idee auftauchte, Sie müssten tatsächlich mehr *tun*, als lediglich zu existieren, um Liebe zu verdienen. Nachdem Sie neun Monate in einem Meer des Einsseins ausgebrütet wurden, brauchten Sie etwas Zeit, um sich als separates Wesen zu sehen.

Aber früher oder später trat das ein. Sie haben gelernt, zu unterteilen und Prioritäten zu setzen, Teile Ihres Selbst zu verbergen, für die Sie negatives Feedback bekamen, während Sie andere Aspekte Ihres Wesens verfeinert haben, die positive Reaktionen hervorriefen. Sie haben herausgefunden, welche Ihrer Handlungen auf Zustimmung stießen und welche Aufregung erzeugten und sich so Schritt für Schritt zu einer Persönlichkeit geformt, die in sich die Hoffnung hegt, die bedingungslose Liebe wiederzuerlangen, die Sie als Erinnerung im Herzen Ihres Wesens bei sich tragen. Für einige Gesegnete ist dieser Pfad zurück in die Liebe relativ unkompliziert, aber für viele ist er mit Hindernissen übersät. Komplizierte Familiendynamiken, Geschwisterrivalitäten, Besorgnisse um die physische Gesundheit, Umzüge, die das vertraute Umfeld zerrissen, heikle Beziehungen und Schwierigkeiten in der Schule sind nur ein Teil der Belastungen, die einen Menschen dazu bringen können, seine uneingeschränkte Liebes-Würdigkeit zu bezweifeln.

Dieser Glauben, nicht liebenswert zu sein, manifestiert sich in vielen Gestalten. Er mag als Fettleibigkeit oder Magersucht, Depression oder Nervosität, Allergien oder Immunschwächen auftreten. Verdauungsstörungen, chronische Schmerzen und Erschöpfung können alle eine zugrundeliegende emotionale Unterernährung widerspiegeln.

Ich habe »Liebe heilt alles« als Führer geschrieben, der Ihnen helfen soll, Blockaden Ihrer Fähigkeit, Liebe zu geben und zu empfangen, zu identifizieren und aufzulösen. Dieses Buch wird Ihnen zeigen, wie Sie die schmerzenden Teile Ihrer selbst erkennen können, um sie dann mit dem Balsam des Liebens zu behandeln und so die emotionale und physische Heilung voranzutreiben.

Vor Kurzem bin ich einer Frau namens Elizabeth begegnet, deren Fall verdeutlicht, wie unsere Geschichten unsere emotionale und physische Gesundheit formen. Sie litt jahrelang unter Depressionen, chronische Erschöpfung und wiederkehrende Migräne schränkten ihre Aktivitäten ein. Elizabeth trug einige schmerzhafte Erinnerungen an ihre Mutter mit sich herum, bei der zuletzt eine manisch-depressive Erkrankung diagnostiziert worden war. In einem Fall erinnerte sie sich daran, dass ihre Mutter in einem Augenblick des Zorns gesagt hatte, Elizabeth sei ein Unfall und der einzige Grund gewesen, warum sie in einer lieblosen Ehe ausgeharrt habe. In einem anderen Fall hörte sie, wie ihre Mutter in einer erhitzten Auseinandersetzung mit ihrem Vater von Elizabeth als einem Parasiten sprach, der ihr das Leben aussauge. Obwohl ihre Eltern ihre von Konflikten zerrissene Ehe bis heute fortsetzen, trägt sie immer noch das Gefühl mit sich herum, dass sie für ihr [der Eltern] Unglück verantwortlich ist und, was wichtiger ist, sie kann das Gefühl, ungewollt und wertlos zu sein, nicht abschütteln. Sie hat diese Erinnerungen und Kindheitsinterpretationen zu einer Geschichte gewoben, die zu den zahlreichen Anfechtungen ihrer Gesundheit beitrug und ihre Fähigkeit, zu lieben und geliebt zu werden, sabotierte.

Wenn das Eingestehen unserer Wunden und das Ausdrükken unserer Gefühle des Verletztseins und der Furcht von fundamentaler Bedeutung für ihre Heilung ist, ist das Leben doch zu kurz, um es Verletzungen, Verlusten, Missverständnissen, Verzerrungen und Enttäuschungen aus der Vergangenheit zu erlauben, unseren Kurs beim Weiterschreiten auf unserem Lebensweg zu diktieren. Wir sind ursprünglich kreative Wesen mit der Fähigkeit, eine Liebesgeschichte zu schreiben, die es wert ist, gelebt zu werden, und wir können es uns nicht erlauben, die Gelegenheit einer stärkenden Beziehung zu verpassen. Wenn wir willens sind, die beschränkende Haut abzustreifen, die uns daran hindert, unser wahres Wesen zu erkennen, können wir unser Geburtsrecht als Wesen der Liebe wiedereinfangen. Zu diesem Zweck heiße ich Sie auf dieser Reise zu emotionaler Freiheit willkommen, die im Zentrum wahrer Heilung steht.

Einleitung

Vom Wesen der Heilung

Liebe kennt kein Gegenteil. Liebe kennt keine Konflikte.
J. Krishnamurti

In meiner Rolle als »Geist-Körper«-Arzt höre ich viele herzzerreißende Geschichten. In den über drei Jahrzehnten Medizin, die ich jetzt praktiziere, habe ich die Migräne, Erschöpfungszustände, Verdauungsstörungen oder Rückenschmerzen von Patienten als eine Art Platzkarte zu sehen gelernt, die dem Besitzer Anspruch auf einige Momente der Aufmerksamkeit eines Arztes einräumt. Nachdem ich mir die Probleme der Leute über so viele Jahre angehört habe, habe ich erkannt, dass man mir, wenn ich dem Leidenden genug Sicherheit vermitteln kann, eine zugrundeliegende Geschichte – eine Geschichte, bei der es im Kern um das Geben oder Empfangen von Liebe geht – enthüllen wird. Und wenn ich als Arzt die verborgene Bedeutung der Krankheit ans Tageslicht locken kann, dann kann auch die Heilung beginnen.

Wie Sie vielleicht schon erraten haben, ist das Suchen nach den emotionalen Wurzeln der Krankheit eines Patienten nichts, was ich auf der Universität gelernt hätte. Im Gegenteil hat man mir in meiner konventionellen medizinischen Ausbildung beigebracht, dass es meine Pflicht sei, eine Linderung der Symptome herbeizuführen: Verschreibe ein Schmerzmittel, um Kopfschmerzen zu unterdrücken; gib einen Säureblocker dazu, um Sodbrennen auszulöschen; sprenkle noch einen selektiven

Serotoninwiederaufnahmehemmer darüber, um die Depressionen zu vermindern. Auf diesem Gebiet von Managed Care, bei dem einer von vier Arztbesuchen weniger als zehn Minuten dauert, ist es ein praktisches und auch wertvolles Unterfangen, eine symptomatische Erleichterung für das Leiden einer Person zur Verfügung zu stellen. Ein Anti-Angst-Präparat mag nicht bis zur Wurzel Ihres Problems dringen, aber es wird Ihnen helfen, sich während des Tages weniger gestresst zu fühlen. Ein entzündungshemmendes Präparat mag nicht in der Lage sein, das Kernproblem Ihrer chronischen Schmerzen zu behandeln, aber es sollte es Ihnen ermöglichen, Ihre Hausarbeit mit etwas weniger Beschwerden auszuführen. Und wenn Sie als Resultat Ihrer täglichen Dosen von Schmerzmitteln Verdauungsstörungen bekommen, wird ein starkes Antazidium Ihren Magen beruhigen. Es liegt ein unbestreitbarer Wert im Lindern der Symptome des Leidens, und es ist nicht meine Absicht, einen Ansatz, der das Leiden der Menschheit erleichtert, herabzusetzen.

Jedoch habe ich schon lange vor meiner Zeit an der Universität gespürt, dass Krankheit eine tiefere Gelegenheit für Heilung und Transformation darstellt, die wir uns entgehen lassen, wenn wir uns auf die Erleichterung von Symptomen konzentrieren. Der Körper kommuniziert seine Bedürfnisse wie ein junges Kind auf recht einfache und direkte Weise. Ob er nun Ernährung, Zuneigung, neue Erfahrungen, eine Auszeit oder eine Gelegenheit zur Abführung von Toxinen benötigt – Ihr Körper erzeugt Gefühle, um Ihre Aufmerksamkeit zu bekommen. Wenn Sie auf diese Signale hören und die Grundbedürfnisse stillen, die diese repräsentieren, dann reagiert Ihr Körper mit der Produktion von tröstenden Chemikalien. Wenn Sie es versäumen, den Botschaften Ihres Körpers Beachtung zu schenken, werden seine Rufe lauter. Wenn Ihr Körper trotz seiner stärksten Bemühungen nicht in der Lage ist, Ihre Aufmerksamkeit zu gewinnen, stellt er die Kommunikation vielleicht für eine Weile ein, aber wenn er sich das nächste Mal meldet, werden Sie ihn nicht mehr ignorieren können.

Hören Sie Ihre Geschichte

Bei den meisten von uns liegt eine Geschichte zu Grunde, wegen derer wir krank werden. Im Geist des Geschäftsmanns ist seine Herzattacke das Ergebnis von gnadenlosem Stress im Beruf, der überwältigenden Druck ausübt, ohne jedoch in der Arbeit oder zu Hause große Anerkennung mit sich zu bringen. Für die frischgeschiedene Frau ist ihr Reizdarmsyndrom die Aufgipfelung von Jahren des Nicht-Hören-Wollens auf ihren Bauch, sich aus einer missbräuchlichen Beziehung zu verabschieden. Das erwachsene Kind eines Alkoholikers spürt, dass seine chronischen Gewichtsprobleme es irgendwie vor dem Schmerz eines frühen emotionalen Missbrauchs schützen.

Unsere reduktionistische medizinische Wissenschaft widersetzt sich diesen Verbindungen. Sodbrennen kommt nicht von Stress im Beruf, sondern von Säuremolekülen, die in die Speiseröhre lecken. Bluthochdruck wird von überschüssigen Mengen zirkulierender Angiotensinmoleküle verursacht, nicht von einer turbulenten Ehe. Ihre Schlaflosigkeit hat wenig mit frühen Kindheitserinnerungen daran zu tun, dass Ihre Eltern zu streiten begannen, nachdem Sie im Bett waren; vielmehr spiegelt sich darin ein Mangel des hemmenden Neurotransmitters Gamma-Aminobuttersäure. Ihre Depression ist durch Serotoninmangel erklärbar, es besteht also keine Notwendigkeit, herauszufinden, ob Ihre Beziehungen Ihnen helfen oder ob Sie wirklich Ihre Lebensbestimmung erfüllen.

Obwohl das Symptom in jedem der Fälle seine Wurzeln in einer zugrundeliegenden Erzählung über die Unfähigkeit, Liebe zu geben oder zu empfangen, hat, ignorieren wir in der Schulmedizin weiterhin die Liebesgeschichte, die sich danach sehnt, enthüllt zu werden.

Menschen als Moleküle

Bei mir hat es den Großteil meiner Jahre an der Universität gedauert, um die Einstellung zu begreifen, die hinter unserer konventionellen Herangehensweise an physisches und emotionales Leiden steht. Die biologischen Wissenschaften lehren uns, dass Menschen biochemische Beutel sind. Wenn Sie diese grundlegende Annahme akzeptieren, ist die logische Konsequenz, dass die beste Behandlung für die meisten Störungen eine pharmazeutische ist.

Die Präparate sind effektiv. Mit denen kann ich Sie (zumindest für eine Weile) in Schlaf versetzen, aufwecken, die Bewegung von Nahrung durch Ihren Verdauungstrakt verschnellern oder verlangsamen, Ihren Blutdruck erhöhen oder senken und Ihren Schmerz betäuben. Der Nachteil ist natürlich, dass eine Medikation, wenn sie erfolgreich ist, es nicht erforderlich macht, dass Sie Ihr Leben unter die Lupe nehmen oder gar ändern. Und dennoch liegt der Schlüssel zur Heilung in dieser Selbstreflexion und einem positiven Lebens-Wandel.

Ihr Körper versucht, Ihnen etwas zu sagen

Oft entgehen uns die Signale unseres Körpers, bis wir leiden. Nach einem Streit mit Ihrer Verlobten schlingen Sie ein paar Streifen übriggebliebener Pepperoni-Pizza hinunter, direkt bevor Sie zu Bett gehen. Eine Stunde später wachen Sie dann mit schrecklichem Sodbrennen auf, aber innerhalb einer Viertelstunde, nachdem Sie ein paar Antazidia gekaut haben, verebben die Verdauungsstörungen. Was haben Sie daraus gelernt? Obwohl es Ihren Körper (und Ihre Seele) vielleicht freuen würde, wenn Sie darüber nachdenken, wie sich Ihr emotionales Leiden in Verdauungsleiden umsetzt, war die einzige Lektion, die Sie vielleicht gelernt haben, Ihre Medizin zu nehmen, *bevor* Sie ins Bett gehen.

Seit der Entdeckung des Penizillin 1928 war die Schulmedizin von dem edlen Bestreben getrieben, eine Silberkugel gegen jedes Gebrechen zu finden. Die Suche nach Heilmitteln für Krebs, Arthritis und Alzheimer treibt unsere medizinische Forschergemeinschaft an, und wir wurden Zeugen wichtiger Fortschritte in unserer Fähigkeit, Leiden zu lindern. Dennoch ist unsere Macht, die am breitesten gestreuten Gesundheitsprobleme, mit denen sich unsere Gesellschaft konfrontiert sieht, immer noch bestenfalls beschränkt. Wenn es Tabletten gäbe, die Angst, Alkoholismus, Fettleibigkeit oder das Reizdarmsyndrom ohne signifikante Nebenwirkungen heilen könnten, bestünde kaum ein Grund, diese nicht zu nehmen. Traurigerweise gibt es nur wenige Zustände, die menschliches Leiden erzeugen und sich unserem »eine Pille für alles«-Ansatz unterwerfen. In der breiten Mehrheit der Fälle vermindern die medizinischen Präparate die Symptome, eliminieren sie jedoch nicht – und oft bringen sie Nebenwirkungen hervor, die oft ebenso leidvoll und manchmal ebenso gefährlich sind wie die Krankheit, gegen die sie verschrieben wurden.

Eine alternative Alternative

Was ist also die Alternative? Das Wort *alternativ* hat für viele auf dem Gesundheitssektor immer noch eine starke emotionale Ladung. Aus der Perspektive konventioneller allopathischer Ärzte impliziert »alternativ« unbewährte Eingriffe, die die Menschen davon abhalten, eine effektive Behandlung zu akzeptieren. Für nicht-konventionelle Heilpraktiker bezieht sich »alternativ« auf individualisierte Behandlungsmethoden, die Krankheiten lindern, auch wenn sie noch nicht einer rigorosen wissenschaftlichen Untersuchung unterworfen wurden.

Ich habe da eine andere Perspektive. Obwohl ich jede Herangehensweise befürworte, die Ihrem Körper und Ihrem Geist Erleichterung verschaffen kann, bin ich vorsichtig bei Eingriffen, die alle Macht dem Heilpraktiker überlässt, ob das nun ein Schulmediziner, ein Chiropraktiker oder Kräuterheiler ist. Ich freue mich, wenn eine Akupunkturbehandlung, ein homöopathisches Präparat oder eine Nahrungsmittelergänzung die funktionellen Darmbeschwerden oder die Kopfschmerzen eines Patienten lindern; dennoch aber frage ich mich, wie lange die Erleichterung anhalten kann, wenn Achtsamkeit und eine Heilung des zugrundeliegenden Geist-Körper-Ungleichgewichts nicht mit der Linderung einhergehen – wenn man sich nicht der Geschichte oder »Biographie« unter der Biologie zuwendet. Wenn eine Person es nicht lernt, die tiefere Wunde zu heilen, die ihre Fähigkeit, Liebe zu geben und zu empfangen, blockiert, wird ein anderer Ausdruck der zugrundeliegenden Geschichte hervortreten.

Wenn ein Arzt jemanden »wieder hinkriegt«, ohne den Kontext der Krankheit zu erforschen, mögen die Symptome vielleicht abflauen, aber die nach wie vor ungestillten Bedürfnisse werden weiterbestehen, und die mentale, emotionale und physische Gesundheit einer Person wird angreifbar bleiben. Die Kopfschmerzen eines Migräneleidenden werden dank der Medikation weniger intensiv ausfallen, aber seine Schlaflosigkeit wird quälender. Die Schmerzmittel, die dem Anwalt gegen seine Rückenschmerzen verschrieben werden, führen zu einer Eskalation seiner Verdauungsbeschwerden. Wenn man die Angst einer sich zu Hause einsperrenden Mutter pharmakologisch unterdrückt, verlagert sich ihr Fokus hin zu konstanter Erschöpfung. Der Körper versucht, uns etwas zu sagen, aber statt die Botschaft zu hören, besteht in der Schulmedizin die Tendenz, Medikamente als effektivere Schalldämmung zu verwenden.

Behalten Sie das Baby, und finden Sie heraus, warum es schreit

Es gibt natürlich Krisenzeiten, in denen angemessene medizinische Eingriffe notwendig und lebensrettend sind. Wenn Sie sich bei einem Autounfall den Arm brechen, dann brauchen Sie einen guten orthopädischen Chirurgen. Wenn Sie sich eine bakterielle Bronchitis einfangen, werden Sie höchstwahrscheinlich Antibiotika brauchen. Wenn sich Ihre Herzfrequenz erhöht, dann gehen Sie sofort in die nächste Notaufnahme und lassen sich von einem Kardiologen untersuchen.

Aber selbst bei Unfällen, Infektionen und Arrhythmien wartet fast immer irgendwo an den Flanken eine Liebesgeschichte. Vielleicht haben Sie einen hitzigen Streit mit Ihrem Partner am Handy geführt und sind deshalb über ein Stopschild gefahren, was zu dem Zusammenstoß geführt hat, bei dem Sie sich den Arm gebrochen haben. Vielleicht hat sich Ihre Bronchitis entwickelt, weil Sie heimlich wieder zu rauchen angefangen haben, nachdem Ihre letzte Beziehung geendet hatte. Vielleicht wurde Ihr Herzklopfen von dem extra Koffein getriggert, das Sie zu sich genommen haben, um Ihre Erschöpfung zu überwinden, die daher rührt, dass Sie nachts wach liegen und sich fragen, ob Sie Ihre Ehe fortsetzen sollen. Emotionaler Schmerz bindet unsere Herzen und macht uns krank. Um echte Gesundheit wiederzuerlangen, müssen wir frei werden, zu lieben.

Verantwortung statt Vorwürfe

Es gibt selten eine einfache Erklärung für physische oder emotionale Krankheiten, und die Suche nach der tiefer liegenden Geschichte – der Subtext der Krankheit, wenn Sie wollen – bedeutet *nicht*, jemandem die Schuld zu geben, wenn Ihr Körper krank wird oder Ihr Geist sich bedrängt fühlt. Die Antwort nach dem *Warum* der Krankheit eines Menschen zu verfolgen, ist nur sinnvoll, wenn es zu produktiveren Gedanken, Gefühlen und Verhaltensweisen führt. Das Letzte, was eine leidende Person braucht, ist die zusätzliche Last, zu denken, sie sei Schuld an ihrer Krankheit oder hätte sie verhindern können, wenn sie sich anders entschieden hätte. Verantwortung und Schuld sind nicht dasselbe. Das eine erhebt und ermächtigt uns, das andere schwächt und erschöpft.

Eine enge Freundin von mir fand kürzlich heraus, dass ihr Krebs, der zuvor jahrelang auf dem Rückgang gewesen war, wiedergekehrt war. Ihre erste Frage an mich war: »Was habe ich falsch gemacht, dass es jetzt wiederkommt?« Ich, der ich ihren Lebensmut, ihre Liebe zu ihren Freunden und ihren im Allgemeinen gesunden Lebensstil kannte, konnte ihre Selbstgeißelung, die sie wegen zu großen Ehrgeizes oder des Versuchs, zu viele Projekte zu managen, ausübte, nicht gutheißen. Selbst wenn es wahr wäre (was ich nicht glaube), ist diese Art inneren Dialogs unproduktiv – er trägt nichts dazu bei, die Situation zu verbessern.

Das Wesen von Verantwortung ist es, zu erkennen, dass, egal was bisher geschehen ist, wir in der Lage sind, neue Entscheidungen zu treffen, die uns voranbringen und so unsere Situation verbessern können. Wir haben stets die *Fähigkeit*, kreativ *zu reagieren* und dadurch etwas Neues zu Tage treten zu lassen.

Ich sehe im Chopra Center for Wellbeing jede Woche Gäste mit Herausforderungen kämpfen, die manchmal überwältigend erscheinen. Ernste physische oder emotionale Probleme sind kräftezehrend, aber wenn die Leute willens sind, sich die Geschichte hinter ihrer Krankheit anzuschauen (die im Letzten eine Geschichte ist, die sie sich selbst erzählt haben), die Arbeit auf sich nehmen, die toxischen Emotionen, die sie mit sich herumgetragen haben, loszulassen und anfangen, auf neue Weise zu denken und zu handeln, dann geschehen Heilung und Verwandlung.

Ich habe Tausende von Menschen auf diesem Pfad angeleitet, mit dem sie Gefühle und Glaubensvorstellungen, die ihnen nicht dienlich sind, identifizieren und freisetzen können. Als jemand, der Leute sowohl individuell als auch in Gruppenkonstellationen betreut hat, weiß ich, dass es von enormem Wert sein kann, auf der Reise zur emotionalen Freiheit einen Verbündeten zu haben. Dennoch bin ich der Meinung, dass es möglich ist, diese Arbeit alleine zu machen, da die Individuen ja selbst in der Gruppe auf einer Reise des Sich-Selbst-Entdeckens sind. Obwohl es eine wirklich immense Hilfe sein kann, einen guten Berater oder Coach zu finden, der das Leben unter ganzheitlichen Gesichtspunkten betrachtet, kann es ähnliche Kraft haben, diese Arbeit mit einem hingebungsvollen Partner oder Freund, dem Sie vertrauen, zu tun. [Vielleicht gibt es in Ihrer Gemeinde auch *Free to love, free to heal*-Workshops.]

Ich werde Ihnen im Verlauf dieses Buches sichere Richtlinien zur Verfügung stellen, die dazu gedacht sind, die Segnungen dieses Prozesses bei minimalem Risiko zu maximieren. Es kann passieren, dass Sie zeitweise etwas emotionales Unwohlsein verspüren, wenn zuvor versteckte toxische Überzeugungen und Erinnerungen als Vorbereitung auf ihre Auflösung an die Oberfläche Ihres Bewusstseins aufsteigen. Bringen Sie den Einsatz, und verfolgen Sie diesen Kurs bis zu seinem heilenden Abschluss, und Sie werden die Heiterkeit erfahren, die sich einstellt, wenn Sie die Helligkeit Ihres Wesens vergrößern. Also fangen wir an, den Pfad zur Freiheit aufzuzeichnen.

1.

Menschliches Aufwachsen

Was hält uns am Leben, was macht uns dauern?
Ich meine die Hoffnung, zu lieben oder geliebt zu werden.
Meister Eckhart

Ich frage oft Patienten, die mit einem Lebensproblem kämpfen: »Verdienst du es, glücklich zu sein?« Meistens fällt die Antwort recht dünn aus. »Ich würde gern ja sagen, aber ich bin mir nicht so sicher«, ist eine ziemlich typische Reaktion. Oder vielleicht höre ich auch: »Ich kann mich nicht erinnern, dass mir in meinem Leben jemals jemand gesagt habe, es wäre mein Recht, glücklich zu sein.« Nun, wenn Sie das noch nie gehört haben, dann hören Sie es jetzt: SIE VERDIENEN ES, GLÜCKLICH ZU SEIN!

Auch wenn relativ wenige von uns es in Ihrer Erziehung gesagt bekommen haben, dass die Mehrung des Glücks *der* Zweck unseres Lebens ist, fühlen die meisten Leute irgendwo in ihrer Seele, dass mehr Freude Teil der Gleichung sein sollte. Wie kommen wir also von einem Zustand des Verstricktseins zu einem Zustand immer größerer Freiheit und Freude? Der erste Schritt in Richtung wirklichen Erwachens ist, den Vorsatz zu fassen … sich zu entscheiden, ein Leben zu führen, in dem sich Ihr Recht auf Glück wiederspiegelt. Dies erfordert zunächst, dass Sie Ihre Fähigkeit erkennen, den Plot Ihres Lebens zu ändern, selbst wenn Sie, soweit Sie sich auch zurückerinnern können, stets demselben Skript gefolgt sind. Es erfordert die

Erkenntnis, dass Sie der einzige sind, dem sein Glück wichtig genug ist, um daraus eine Antriebskraft zu machen. Es erfordert die Erkenntnis, dass sich Ihre Zukunft größtenteils so entwickeln wird wie Ihre Vergangenheit, wenn Sie sich nicht von dieser lösen. Es erfordert auf der tiefsten Ebene Ihres Wesens den Glauben, dass Sie liebesfähig und liebens-würdig sind.

Um diesen Grad der Bewusstheit zu erlangen, kann es hilfreich sein, sich in Erinnerung zu rufen, wie menschliche Wesen zu dem werden, was sie sind. Jeder von uns hat eine einzigartige Geschichte zu erzählen, und dennoch gibt es universale Themen, die unser aller Leben formen. Erforschen wir also diese grundlegenden Themen, die die menschliche Daseinsweise definieren. Wenn Sie erst verstehen, wie Sie der wurden, der Sie sind, werden Sie in einer günstigeren Position dafür sein, der zu werden, der Sie sein wollen.

Ausgetragen werden: Unsere ersten neun Monate

Ich muss der Person erst noch begegnen, die sich daran erinnert, wie sie sich zur Inkarnation entschlossen hat. Allerdings kann ich mir ein Szenario vorstellen, bei dem eine freischwebende Seele einem Pärchen beim Sex zuschaut und sich entscheidet: »Ich werde mich in diese dysfunktionale Familie inkarnieren.« Ich kenne niemanden, der sich, wenn er ehrlich ist, daran erinnern kann, so eine Wahl getroffen zu haben.

Daher finden wir uns unerklärlicherweise als Auszubrütende in einem Schoß wieder, in dem wir vollkommen von den Entscheidungen unserer Mutter abhängig sind. Auch wenn wir vielleicht gewollt waren (obwohl 50% der Schwangerschaften nicht geplant sind), ist die Schwangerschaft doch in den meisten Fällen für die potentiellen Eltern eine belastende Erfahrung.

Die täglichen Belastungen des Lebens gehen allen nahe, und in Verbindung mit den ständigen hormonellen Schwankungen, denen schwangere Mütter unterworfen sind, ist es wahrscheinlich, dass unsere neun Monate zwischen Empfängnis und Geburt keine kontinuierliche Idylle waren. Auch wenn wir gern etwas anderes glauben würden, wurden die wenigstens von uns mit Freude ausgetragen.

Dennoch werden die Grundbedürfnisse eines Fötus aufgrund der Priorität, die die Natur für embryonische Formen vorsieht, für gewöhnlich ohne größere Unterbrechung gestillt. Im Schoß gibt es keinen Abstand zwischen dem Aufsteigen eines Bedürfnisses und seiner Erfüllung. Ein Baby im Entwicklungsstadium braucht nicht die Unannehmlichkeiten von Hunger, Erschöpfung oder einer vollen Blase zu erleiden. Der Psychiater Carl Jung nannte dieses einen Zustand »unbewusster Vollkommenheit«, der sich bis zu ein paar Monaten nach der Geburt fortsetzen kann.

Wenn wir dann nach neun Monaten aus unserer geschützten Wohnstätte herausgewachsen sind, durchleben wir eine katastrophale Vertreibung, an die sich glücklicherweise niemand erinnert. Bald danach beginnen wir den Prozess, eine Persönlichkeit zu erschaffen – die Personwerdung.

Symbiose: Samen des Selbst

Angenommen unsere Mutter steht in vernünftigem Maß zur Verfügung, haben wir in den ersten Monaten unseres Lebens nur ein vages Gefühl des Getrenntseins oder der »Andersheit«. In diesem Stadium, *Symbiose* genannt, ist unsere Seinswahrnehmung untrennbar mit unserer Mutter verbunden. Wenn sie glücklich und zufrieden ist, sind wir es auch; wenn sie das nicht ist, sind wir es nicht. Wenn sie uns Aufmerksamkeit und Zuwendung schenkt, manifestiert unser unangenehmes Hungergefühl auf magische Weise eine Brust oder eine Flasche und verwandelt sich so in Wonne. Unsere Erschöpfung erzeugt sanftes Schaukeln, bis wir eingeschlafen sind. Wir entlassen Druck aus unserer Blase, und schon Augenblicke später wird die ärgerliche Feuchtigkeit entfernt, weil unsere Windel gewechselt wird.

Unser Selbstgefühl ist in diesem Stadium rein viszeral. Wir *sind* unsere physischen Eindrücke; wir *sind* unsere Gefühle. Wenn unsere Grundbedürfnisse erfüllt werden, fühlen wir uns sicher und zufrieden. Wenn unsere Mutter jedoch ohne unsere Schuld abgelenkt ist oder unerreichbar oder unfähig ist, sich auf unsere Bedürfnisse einzustellen, wird unser zentraler Sinn für unsere Identität – der auch unsere Liebens-Würdigkeit einschließt – in Frage gestellt, und wir haben Schwierigkeiten, das Vertrauen zu entwickeln, dass unser Unwohlsein sich schließlich in ein Wohlgefühl auflösen wird. Diese frühesten Erfahrungen können sowohl unsere Selbstwahrnehmung als auch unsere Liebesfähigkeit für den Rest unseres Lebens beeinflussen.

Das Selbstbild: Lernen, wer wir sind, im Spiegel einer Beziehung

Unsere primären Bezugspersonen haben uns beständig mit Feedback versorgt, als wir die Meilensteine unserer Entwicklung passiert haben – als wir es lernten, zu sitzen, zu krabbeln, zu gehen und zu sprechen. Wenn wir liebende Eltern hatten, dann wurde alles Erreichte durch Lob und Ermunterung verstärkt, wobei uns gleichzeitig zu unserer Sicherheit angemessene Grenzen gesetzt wurden. Wenn man uns wiederholt gesagt hat, wie wunderbar, clever, kompetent und talentiert wir sind, dann hat uns das befähigt, die Membranen unseres Selbstbildes auszuprägen. Mit emotional gesunden, liebenden und reifen Bezugspersonen waren wir in der Lage, ein Selbstgefühl zu erschaffen, das die Anerkennung und Wertschätzung unserer Umgebung integriert und wiedergespiegelt hat. Wir wurden uns bewusst, dass wir liebenswert sind.

Wenn jedoch unsere Eltern, belastet von ihren eigenen Wunden, Leiden oder ihrer Erschöpfung in ihrem unterstützenden

Feedback widersprüchlich waren, dann haben wir ihre Unausgeglichenheit internalisiert. In unserer Unschuld versäumten wir zu erkennen, dass das verzerrte Bild nicht ein Ergebnis unserer Fehler war, sondern von »Defekten« in den Bezugspersonen erzeugt wurde, die uns als Spiegel dienten. Wir nahmen irrigerweise an, dass der Kern unseres Selbst falsch oder inakzeptabel war, da wir nie die Botschaft bekamen, wir wären liebenswert und bedingungslos geliebt. Unser Selbstbild – positiv oder negativ – entwickelt sich durch den Spiegel unserer Beziehungen.

Selbstausdehnung

Kinder mit einem gesunden Selbstbild verfügen über ein grundlegendes Wohlgefühl. Sie wissen, dass sie intrinsischen Wert haben und nehmen die Anerkennung ihres Wertes durch die Welt vorweg. Wenn sie dieses Gefühl von Selbstwert erst entwickelt haben, sind sie in der Lage, ihre Grenzen im Voranschreiten durch Fähigkeiten, Leistungen und stärkenden Beziehungen zu erweitern. Unter der Führung mitfühlender Eltern und Lehrer definieren und verfeinern sie dieses gesunde Gefühl, wenn sie heranwachsen.

Ohne dieses Kerngefühl von Wert nähern sich Kinder der Welt unter Zittern, dunklen Vorahnungen und Frust. Wenn die Bezugspersonen unfähig sind, das gesunde Selbstgefühl eines Kindes an dieser Weggabelung zu stärken, dann werden die Folgestadien höchstwahrscheinlich reibungsreiche Interaktionen mit der Welt mit sich bringen.

Das Erproben der Grenzen

In der Teenagerzeit geht es darum, die eigenen Grenzen auszutesten – sowohl für die Teenager als auch für die Eltern. Obwohl Grenzgefechte mit Gleichgestellten und Autoritätsfiguren erwartet werden und im Letzten gesund sind, schaffen es doch die wenigsten von uns, dieses Stadium ohne einige emotionale Dellen zu durchsteuern. Unterscheidungen werden zu potentiellen Bürden. Das Konzept des »zu« erfährt in dieser Zeit eine feste Ausprägung – zu dick/zu dünn, zu groß/zu klein, zu schlau/zu langsam. Unsere Gleichaltrigen, die Klassenkameraden oder Geschwister, reiten möglicherweise auf jedem unserer Züge, der vom Durchschnitt abweicht, herum, um die Aufmerksamkeit von ihren eigenen Unsicherheiten abzulenken.

Wenn sie schon frühere Entwicklungsphasen erfolgreich passiert haben, sind die meisten Teenager in der Lage, aus diesem Stadium des Grenzen-Erprobens mit einem Gefühl von Selbstwert hervorzugehen, sowie mit einem persönlichen Inventar von Fähigkeiten und Talenten, das sie in ihrem Erwachsenenalter weiter kultivieren werden. Einige Heranwachsende jedoch bleiben in diesem Stadium stecken, und essentielle Bereiche ihrer Persönlichkeit bleiben unentwickelt. Für diese Individuen werden Schwächen und Verwundbarkeiten in ihrer Selbstwertschätzung wahrscheinlich bestehen bleiben und ihre Entscheidungen und Erfahrungen in allen Lebensbereichen beeinflussen.

Diese prägenden Erfahrungen können beständigen Einfluss auf die Persönlichkeit und Gesundheit einer Person haben. Zum Beispiel kann es bei einem jungen Mädchen, das früh in die Pubertät eintritt und nicht beigebracht bekommt, wie sie mit der neuen, ihr zuteil werdenden Aufmerksamkeit umgehen soll, geschehen, dass sie sich zurückzieht und ihr Selbstvertrauen verliert. Auf einer Party findet sie heraus, dass es ihr unsicheres Unbehagen vermindert, wenn sie Alkohol trinkt, und zum ersten Mal kann sie es vollkommen genießen, mit anderen zusammenzusein. Unglücklicherweise wird Trinken, um sozial interagieren zu können, zu einem Muster, das ins Erwachsenenalter mitgeschleppt wird. Kurz: Unser inneres Selbstgefühl informiert und beeinflusst die Realität, die wir für uns selbst erschaffen, sowie unsere Fähigkeit, Liebe zu geben und zu empfangen.

Idealqualifikationen für Eltern

Menschliche Wesen sind reproduktionsfähig, lange bevor sie die emotionalen Voraussetzungen dafür erfüllen, gute Eltern zu sein. Ist es nicht ironisch, dass man eine Genehmigung braucht, um zu fischen, aber nicht, um Eltern zu sein? Es ist also nicht überraschend, dass so viele Kinder in einem Umfeld aufwachsen, wo die Verantwortlichen ihren Job erst unterwegs lernen. In Anbetracht der Tatsache, dass Schwangerschaften so oft nicht geplant sind (und in Anbetracht der Realität, dass sogar viele der Eltern, die ihre Kinder planen, emotional nicht qualifiziert sind), müssen wir anerkennen, dass viele von uns von ihren Eltern nur ungenügend aufgezogen wurden und wir unser parentales Skript umschreiben müssen.

In einer idealen Welt hätten werdende Eltern fünf emotionale Schlüsselcharakteristika, deren Besitz die Wahrscheinlichkeit, dass ihr Kind ein gesundes Selbstgefühl entwickelt, substantiell erhöhen würde. Bei Erforschung der idealen elterlichen Qualitäten können wir anfangen, diese Charakterzüge in uns selbst zu kultivieren – in den *internalisierten* Eltern, die jetzt in unserer Psyche herumspuken. Wenn wir unsere »inneren Eltern« heilen, vergrößert das unsere Liebesfähigkeit und die Wahrscheinlichkeit, dass wir die Freiheit zur Heilung gewinnen.

Die fünf idealen Charakterzüge von Eltern sind:

1. Bewusstheit ihrer selbst
2. Emotionale Erreichbarkeit
3. Ein vitalitätsfördernder Lebensstil
4. Gewandtheit in bewusster Kommunikation
5. Ausgewogenes Grenzenmanagement

Bewusstheit seiner selbst

Eltern, die sich nicht dazu entschlossen haben, ihre eigenen emotionalen und psychologischen Probleme anzugehen, sehen sich einer schwierigen Herausforderung gegenüber, wenn sie die gesunde Entwicklung ihres Kindes unterstützen sollen.

Wiederum in einer idealen Welt würden sich potentielle Eltern fragen: *Bin ich glücklich, so wie ich bin? Liebe ich die Person, die ich bin?* Wenn die Antwort mit etwas anderem als einem authentischen »ja« ausfällt, würden zukünftige Eltern sich zuerst der inneren Aufgabe stellen, ihren emotionalen Ballast, der sich während ihres Lebens in ihnen aufgebaut und ihre Liebesfähigkeit blockiert hatte, zu identifizieren, durchzuarbeiten und aufzulösen, bevor sie die Verantwortung für die gesunde Entwicklung und das Glück eines anderen Wesens auf sich nähmen.

Emotionale Erreichbarkeit

Nahrung und Liebe zur Verfügung zu stellen sind die primären Aufgaben der Eltern. Ganz so, wie zukünftige Eltern sich fragen müssen, ob sie über die finanziellen Ressourcen verfügen, um den Bedürfnissen eines Kindes gerecht zu werden, müssen sich potentielle Mütter und Väter die Frage stellen: *Verfüge ich über die inneren Ressourcen, mich in Liebe um ein anderes menschliches Wesen zu kümmern?*

Mit seinen eigenen Gefühlen in Verbindung zu stehen, während man mit denen eines anderen resoniert, ist das Wesen emotionaler Intelligenz. Nur jene, die fähig sind, das gesamte Spektrum menschlicher Emotionen zu erfahren, ohne dabei ihr Selbstgefühl zu verlieren, sind qualifiziert, die Verantwortung für das Wohl eines Kindes zu übernehmen.

Ein vitalitätsfördernder Lebensstil

Kinder großzuziehen erfordert Ausdauer. Wenn potentielle Eltern keinen gesunden Lebensstil pflegen, werden die Herausforderungen des Elternseins sie erschöpfen. Leute, die sich schwertun, eine gesunde Ernährung, eine ausgewogene tägliche Routine von Wachen und Schlafen und regelmäßiges Training aufrechtzuerhalten, werden in ihrer Fähigkeit, sich um die physischen und emotionalen Bedürfnisse ihres Kindes zu kümmern, eingeschränkt sein sowie unfähig, als gesunder Spiegel für die Entwicklung ihres Kindes zu dienen.

Gewandtheit in bewusster Kommunikation

Menschen, die unfähig sind, ihre Bedürfnisse geschickt zu kommunizieren, haben nur eine reduzierte Chance, sie erfüllt zu bekommen. Die meisten Leute haben es gelernt, ihre Emotionen zu kommunizieren, indem sie ihre Eltern beobachteten, die es wiederum von *ihren* Eltern gelernt hatten. Wenn wir dieses Muster zur Urfamilie von Adam und Eva zurückverfolgen und zugeben, was bei deren Kindern herausgekommen ist, müssen wir die Tatsache akzeptieren, dass wir Menschen in Sachen Kommunikation nicht gerade große Nummern sind! Glücklicherweise lassen sich Kommunikationsfähigkeiten durch Erziehung und Übung verbessern.

Ausgewogenes Grenzenmanagement

Erfolgreich zu leben erfordert es, über gesunde Grenzen zu verfügen. Man kann von kleinen Kindern nicht erwarten, sich ihre eigenen Grenzen zu setzen, sodass es eine der wichtigsten Verantwortlichkeiten liebender Eltern ist, zwischen Schutz und Förderung die richtige Balance zu finden. Unpassende Grenzverletzungen durch emotionalen, physischen oder sexuellen Missbrauch kann lebenslange schädliche Konsequenzen haben.

Eltern, die beim Setzen von Grenzen übermäßig rigide vorgehen, können eine gesunde emotionale Entwicklung ebenfalls durchkreuzen, selbst wenn dies ungewollt geschieht. Wenn dem Kind extreme Angst vor einer bedrohlichen Welt eingepflanzt wird, unterdrückt das die normale Neugier und den Enthusiasmus eines Kindes hinsichtlich der Erweiterung seiner selbst. Eine ausgewogene Herangehensweise erfordert Finesse seitens der Eltern.

Zu wenig und zu viel

Ich habe vor Kurzem mit zwei Frauen gearbeitet, an denen die Effekte schlechten Grenzenmanagements deutlich zu Tage treten. Paige, das fünfte von sechs Kindern, erinnert sich, von ihren überforderten Eltern sehr wenig Führung bekommen zu haben. Ihre nächtelangen Streifzüge als Teenager wurden kaum bemerkt und trotz eskalierender Ausschweifungen in Sachen Casual Sex, häufigen Drogenexperimenten und schwacher schulischer Leistungen, war die einzige Aufmerksamkeit, die sie von ihren Eltern bekam, einige erzwungene Hausarreste. Ihr Mangel an Selbstwertgefühl stammt von ihrem internalisierten Glauben: *Ich war niemandem wichtig genug, um »nein« gesagt zu bekommen.*

Die zweite Frau, Joanne, war ein Einzelkind zweier Eltern, die spät geheiratet hatten. Ihre Mutter, eine erfolgreiche, berufstätige Frau, bekam sie erst, als sie schon über 40 war. Ihre ganze Erziehung hindurch kann sich Joanne kaum daran erinnern, dazu ermutigt worden zu sein, eigene Entscheidungen zu treffen. Ihre Mutter übte Kontrolle über ihre Kleidung, ihre Frisur und ihre Freizeitaktivitäten aus. Gegen Joannes lebhaften Protest wurde sie auf dasselbe Internat geschickt, auf das ihre Mutter als Mädchen gegangen war. Joannes Erklärung für ihren Mangel an Selbstvertrauen war: *Ich hatte nie die Möglichkeit, meine eigenen Fehler zu machen.*

Eltern: Klappe die zweite

Das Setzen von Grenzen kann man lernen, aber es erfordert Achtsamkeit und Übung. Wenn sie erst einmal eingerichtet sind, schützen uns gesunde Grenzen vor Schädlichem, während sie es erlauben, dass förderliche Erfahrungen in uns eintreten und uns erweitern. Wenn Ihre Bezugspersonen, wie so viele, diese Kernfähigkeiten nur mangelhaft ausgebildet hatten, dann müssen Sie höchstwahrscheinlich einige emotionale Heilungsarbeit leisten. Über die Jahre haben sich viele verbreitete Ansätze darauf konzentriert, unserem inneren Kind neue Eltern zu geben. Meiner Erfahrung nach ist die Heilung der *inneren Eltern* genauso wichtig, wenn wir den alten emotionalen Ballast, der unser Herz bindet, loswerden und dadurch frei werden, zu lieben und heil zu werden.

Ein Schritt in die Freiheit

Betrachten Sie die Fähigkeiten Ihrer Eltern oder Bezugspersonen, als Sie aufgewachsen sind. Beurteilen Sie die fünf Kernfähigkeiten (Selbstbewusstheit, emotionale Erreichbarkeit, den vitalitätsfördernden Lebensstil, Gewandtheit in der Kommunikation und ein ausgewogenes Grenzenmanagement), und bewerten Sie Ihre Mutter und Ihren Vater auf jedem Gebiet mit einer Skala von 0 (sehr schlecht) bis 5 (hervorragend). Dann bewerten Sie sich bei denselben Qualitäten und identifizieren Sie ehrlich die, wo Verbesserungsbedarf besteht.

Erstellen eines Inventars

Die Frucht emotionaler Heilung ist Glücklichsein. Egal, auf welche Reise Sie sich machen, ist es wichtig, festzustellen, wo Sie gerade stehen und wo Sie hinwollen, sodass Sie die beste Route zu Ihrem Ziel festlegen können. Die unten angeführte Inventarliste ist dazu angelegt, Ihnen bei der Einschätzung ihres momentanen Zustands Unterstützung zu gewähren. Wenn Sie sich ans Werk machen, das loszulassen, was Ihnen nicht dienlich ist und sich für das öffnen, was es ist, dann wird sich Ihr Punktestand – und Ihr Wohlbefinden – verbessern.

Bitte beantworten Sie die folgenden Fragen, um Ihren emotionalen Zustand zu diesem Zeitpunkt Ihres Lebens einzuschätzen. Benutzen Sie unten stehende Skala.

0 = fast nie
1 = selten
2 = gelegentlich
3 = regelmäßig
4 = meistens
5 = fast immer

1. Egal, was um mich herum geschieht, weiß ich, dass ich eine liebenswerte Person bin.	
2. Auch wenn ich mich ernsten Herausforderungen gegenübersehe, habe ich Vertrauen, dass ich den Sturm überstehen werde und alles ok sein wird.	
3. Ich kümmere mich um mich durch gesunde Entscheidungen, die mein inneres Selbstwertgefühl widerspiegeln.	
4. Ich fühle mich wohl, wenn ich allein bin und fühle mich nicht einsam.	
5. Ich bin in der Lage, bei Menschen in meinem Leben gesunde Grenzen zu setzen.	

6.	Ich habe friedlichen Kontakt zu meinen Eltern, Geschwistern und Familienmitgliedern.	
7.	Ich vertraue intuitiv meiner inneren Stimme, auch wenn andere versuchen, mich zu entmutigen.	
8.	Ich fühle mich wohl mit meiner Körperwahrnehmung.	
9.	Ich kann mit Ablehnung umgehen und fühle mich durch sie nicht im Kern meines Selbstwerts in Frage gestellt.	
10.	Ich bin mir über meine einzigartigen Talente bewusst, kann diese wertschätzen und tue mich leicht damit, sie zum Ausdruck zu bringen.	
11.	Auch wenn ich manchmal Erfahrungen der Angst oder Traurigkeit mache, weiß ich doch, dass das kurzlebige Stimmungen sind, die vorbeigehen werden.	
12.	Ich bin in meinen intimsten Beziehungen authentisch und führe kein »Doppelleben«.	
13.	Ich kann meine Bedürfnisse den Menschen in meinem Leben effektiv kommunizieren.	
14.	Bei dem, was ich tue, bin ich mit Leidenschaft und Enthusiasmus dabei.	
15.	Ich habe bei Enttäuschungen, Kümmernissen und Bedauern kein »Elefantengedächtnis«.	
16.	Ich bin mit meinen biologischen Genüssen und Bedürfnissen im Einklang und akzeptiere sie.	
17.	Ich fühle mich wohl im Geben und Empfangen von Zuneigung.	
18.	Ich genieße meine Sexualität ohne einschränkende Blockaden.	
19.	Auf Feedback antworte ich mit der Offenheit, mich verbessern zu wollen und ohne die Perspektive der anderen Person unhinterfragt zu akzeptieren.	
20.	In meinen Beziehungen bin ich zutiefst vertrauenswürdig und bringe selbst Vertrauen entgegen.	
	Punkte insgesamt	

Bei einem Maximum von 100 möglichen Punkten deutet ein Punktestand von 85 oder mehr darauf hin, dass Sie ein gesundes Selbstbild haben und von unverarbeitetem emotionalem Ballast aus Ihrer Vergangenheit nicht substantiell behindert werden. Wenn Sie bei Ihren Antworten ehrlich waren, dann haben Sie ein hohes Selbstwertgefühl, können gut Grenzen setzen und sich hervorragend um sich selbst kümmern. Größtenteils sind Ihre Beziehungen friedlich, und Sie können sich mühelos angenehmen Erfahrungen hingeben.

Ein Punktestand zwischen 65 und 85 bedeutet für gewöhnlich, dass Sie über ein »normales« Level an emotionalem Wohlbefinden verfügen. Es geht Ihnen »gut«. Sie spüren vielleicht die Möglichkeit, sich lebendiger zu fühlen, als es im Moment der Fall ist, aber sind möglicherweise nicht motiviert, zu diesem Zeitpunkt Ihres Lebens größere Veränderungen vorzunehmen. Die Chancen stehen jedoch gut, dass Ihre Fähigkeit und Willigkeit, es nur »gut« sein zu lassen, sich mit der Zeit vermindern werden und das Bedürfnis oder die Sehnsucht nach mehr aufsteigen. Wenn Sie zu dieser Kategorie gehören, dann möchte ich Sie ermuntern, dieses Buch nach Goldnuggets zu durchstöbern, die Ihr Leben zum gegenwärtigen Zeitpunkt bereichern können, und die Intention zu pflegen, Verbesserungen anzustreben, die Ihr emotionales und physisches Wohlbefinden vergrößern.

Ein Punktestand von unter 65 deutet darauf hin, dass die Botschaften, die Sie in der Kindheit über Ihren inneren Wert bekommen haben, nicht konsistent waren. Sie tragen momentan an einer emotionalen Last von Missverständnissen darüber, wer Sie sind und was Ihnen zusteht – Sie bezweifeln oder verleugnen Ihre innere Liebes-Würdigkeit sogar. Wahrscheinlich kämpfen Sie mit Problemen, die wiederholt Ihre Beziehungen zu sich selbst und zu anderen verletzen. Das Leben ist zu kurz und eine zu wunderbare Liebesgelegenheit für Sie, als dass Sie diese Last weiter tragen sollten. Ich möchte Sie ermutigen, Schritte zu unternehmen, wie dieses Buch sie darlegt, um sich von Missverständnissen und Enttäuschungen der Vergangenheit zu lösen … sich emotional zu befreien.

Die Wiederherstellung der Grundlage Ihres Wohlbefindens

Ich bin noch nie jemandem begegnet, der die perfekte Erziehung genossen hätte. Mir will scheinen, dass das Leben hier auf der Erde einfach nicht so funktioniert. Die grundlegenden Herausforderungen, unsere Bedürfnisse gestillt zu bekommen und Grenzen zu setzen, sind dem Heranwachsen als Mensch inhärent. Wir alle haben zu einem gewissen Grad kämpfen müssen. Diejenigen, die einen größeren Anteil von Komplexitäten und Komplikationen erfahren haben, tragen wahrscheinlich mehr substantielle Missverständnisse in ihrem Geist und mehr Leid in ihrem Körper herum. Die Rückstände unvollständig verheilter emotionaler Wunden aus der Vergangenheit führen zu emotionalen Verstrickungen und einer Verminderung der Vitalität.

Egal, was bis zu diesem Zeitpunkt geschehen ist, haben Sie das Recht und die Fähigkeit, glücklich zu sein. Indem Sie sich in den Prozess einlassen, wie ihn dieses Buch zur Verfügung stellt, werden Sie es zu identifizieren lernen, wo Sie emotionale Toxizität aufgestaut haben, Schritte tun, diese freizusetzen, den gesunden Fluss der Lebensenergie wiederherstellen und sich schließlich aus dem Schmerz der Vergangenheit befreien. Dies sind die Schritte zur Heilung. Dies ist der Pfad zur Freiheit.

*

In diesem Kapitel haben Sie schon einen ersten Schritt ins Herz der Heilung unternommen, indem Sie einfach nur darüber nachgedacht haben, wie Ihre frühesten Erfahrungen Ihre

Kernüberzeugungen über sich selbst geformt haben und indem Sie Bilanz über Ihren emotionalen Zustand gezogen haben. Im nächsten Kapitel werden Sie tiefer in den Heilungsprozess einsteigen, wenn Sie die Geschichten identifizieren, die Sie sich darüber zu erzählen gelernt haben, wer Sie sind, was Sie verdienen und was Sie an diesen Punkt in Ihrem Leben gebracht hat. Sie werden anfangen, den Griff, mit dem diese Geschichten Sie umklammert halten, zu lockern, wenn Sie die Kernmissverständnisse in ihrem Zentrum entdecken – und feststellen, dass Sie liebenswert sind und es immer waren.

2.

Zentrale Missverständnisse: Das Identifizieren der eigenen Geschichte

Das Herz weint zu Recht,
wenn ihm auch nur der kleinste Tropfen von Licht,
von Liebe genommen wird.
Hafiz

Nun, da Sie beginnen, die frühen Geschichten und Missverständnisse zu identifizieren, die zu emotionalem Schmerz in Ihrem Leben geführt haben, möchte ich ein paar wirkungsvolle Konzepte aus dem Ayurveda einführen, dem uralten Heilungssystem Indiens. Das Ayurveda bietet eine wertvolle Herangehensweise bezüglich emotionaler und physischer Gesundheit – eine ganzheitliche Perspektive, die der Tatsache Rechnung trägt, dass beide eigentlich untrennbar sind. Die ayurvedischen Ärzte vor 5000 Jahren wussten etwas, das nun von der modernen Wissenschaft bestätigt wurde: Der Geist, einschließlich unserer Gedanken, Emotionen und Sehnsüchte, ist untrennbar mit dem Körper verbunden. Auf tiefster Ebene sind sie eine ununterscheidbare Einheit – ein Strom der Intelligenz, geformt von unseren Entscheidungen, Erfahrungen, Reaktionen und Glaubensvorstellungen.

Ayurveda lehrt, dass physische und emotionale Gesundheit von der Fähigkeit unseres Körpers abhängen, alle Aspekte des Lebens zu metabolisieren. Das beinhaltet nicht nur das Essen, das wir zu uns nehmen, sondern auch unsere Erfahrungen, Emotionen und Sinneseindrücke. Das metabolische Vermögen, das für Extraktion von Nährstoffen und den Abbau von Toxizität verantwortlich ist, wird als *Agni* bezeichnet – ein Sanskritwort, das »Feuer« bedeutet. (Linguistisch gesehen ist Agni die etymologische Wurzel des englischen Wortes *ignition* {Zündung} und *ignite* {entzünden}, sodass man Agni als unser Verdaungsfeuer betrachten kann.)

Wenn unser Agni robust ist, sind wir in der Lage, Nahrung effektiv zu verdauen und unsere täglichen Erfahrungen mit Leichtigkeit zu assimilieren. Wir absorbieren, was uns stärkt, und lassen los, was uns nicht dienlich ist, und sind so in der Lage, gesunde Blutzellen, Muskelgewebe, Knochen und Nerven zu produzieren. Gerade so, wie ein brüllender Brand in einer Feuerstelle Wärme und Hitze erzeugt und sogar ein feuchtes Scheit zu feiner Asche herunterbrennt, produziert ein starkes Agni Vitalität und Enthusiasmus und bringt so die Erfahrung unseres Lebens vollständig zum »Kochen«. Wenn unser Agni jedoch schwach ist, können wir aus unseren Erfahrungen keinen Wert oder Nutzen ziehen, selbst aus denen nicht, die potentiell stärkend wären. Ein schwaches Feuer erzeugt übermäßig viel Rauch und lässt verkohlte Holzstücke zurück, die – um die Analogie weiterzutreiben – den toxischen Rückständen ähneln, die übrigbleiben, wenn unsere Verdauungsfähigkeit zu schwach ist. Diese angehäuften Rückstände schwächen unsere Gesundheit und blockieren den Energie- und Informationsfluss in unserem ganzen Körper, sodass wir uns dumpf und lustlos fühlen.

Die unverdaute Vergangenheit

Ayurveda lehrt, dass die zugrundeliegende Ursache aller Krankheit der Aufbau von Toxinen ist, der im Sanskrit als *Ama* bezeichnet wird. Aus dieser Perspektive ist diätetisch saturiertes

Fett toxisch, wenn Sie mehr davon zu sich nehmen, als Ihr Körper metabolisieren kann. Mit der Zeit führt das zu einer Verstopfung der Blutgefäße und Arterien und im Letzten zu Herzattacken. Arteriosklerose ist ein physisches Beispiel, wie unverdaute Rückstände vergangener Erfahrungen mit dem freien Energiefluss in der Gegenwart interferieren können.

Während es leicht ist, Agni und Ama in Begrifflichkeiten von Nahrung zu verstehen, ist es wichtig, im Auge zu behalten, dass auch Ihr Geist und Ihr Herz ständig Energie und Informationen verdauen. Ihre mentalen Verdauungsfähigkeiten versuchen gerade in diesem Moment die Gedanken, die Sie lesen, auf Komponenten herunterzubrechen, die Ihr Intellekt assimilieren kann. Ganz ähnlich versucht Ihr emotionales Agni, Ihre Erfahrungen und Gefühle zu verarbeiten, einschließlich des wunderbaren Lächelns einer geliebten Person, unerwarteter Kritik am Arbeitsplatz oder die Aufregung angesichts einer neuen Beziehung.

Wenn Ihr emotionales Agni stark ist, sind Sie in der Lage, alles Stärkende aus Ihren Erfahrungen und Interaktionen mit den Menschen zu ziehen und den Rest zu eliminieren. Die Unfähigkeit, Emotionen zu metabolisieren, kann andererseits genauso viel, wenn nicht gar mehr Ama oder toxische Rückstände produzieren wie unverdaute Nahrung. Tatsächlich sind aufgestaute Wut, lange zurückgehaltene Trauer und schleichende Schuldgefühle für viele Menschen hinsichtlich ihrer psychologischen und physischen Gesundheit hinderlicher als jedes Problem, das sie mit ihrer physischen Verdauung haben.

Schmerzhafte psychische Erfahrungen, die unsere Verdauungskapazität übersteigen, können in emotionalem Ama resultieren, das unsere Fähigkeit, in unseren gegenwärtigen Beziehungen vollständig erreichbar zu sein, zerstört. Erfahrungen von Missbrauch oder Vernachlässigung akkumulieren sich in unserem emotionalen Herzen und blockieren den Liebesfluss hinein und hinaus. Die toxischen Rückstände von unvollständig verdauter Misshandlung, Enttäuschung, Abscheu oder Bedauern blockieren unsere Fähigkeit, Liebe zu geben und zu empfangen.

Von der Reinigung zur Verjüngung

Einer der Ecksteine der ayurvedischen Medizin ist eine Entgiftungstherapie in fünf Schritten, in der eine Reihe von Massage- und Reinigungsbehandlungen eingesetzt werden, um physische und emotionale Toxine loszuwerden, die im Körper gespeichert sind. Die fünf Schritte in diesem Reinigungsprozess sind:

1. Vorbereitung und Erleichterung
2. Identifikation
3. Mobilisierung
4. Freisetzung
5. Verjüngung

Der Prozess hin zum freien Lieben, auf dem ich Sie über die folgenden Kapitel hinweg führen werde, spiegelt die fünf Stufen dieser alten ayurvedischen Therapie wieder. Wenn Sie auch keine einfachere Nahrung zu sich nehmen, entgiftende Kräuter essen oder ayurvedische Körperbehandlungen bekommen werden (auch wenn ich es sehr empfehle, Massagen zu nehmen, um die emotionale Klärung zu unterstützen), sind das Lesen dieses Buches und das Vollziehen der Übungen Bestandteile eines machtvollen Prozesses, um die Toxizität aus Ihrem Herzen und Geist zu vertreiben und so die Kanäle für ein strahlendes Wohlbefinden zu öffnen.

Im nächsten Kapitel wird Ihnen ein Programm aus Yoga-Positionen, Atemübungen und Meditationstechniken vorgestellt, die dazu gedacht sind, die Identifikation, Mobilisierung und Freisetzung des emotionalen Ama zu erleichtern. Beginnen wir den Entgiftungsprozess jetzt, indem wir die frühen Geschichten und zentralen Missverständnisse, die zu emotionalem Ama beitragen, identifizieren.

Variationen des ursprünglichen Drehbuchs

Die Flugbahn unseres Lebens wird festgelegt, bevor wir in der Lage sind, uns bewusst die Frage zu stellen, was unser Ziel ist. Unter der Anleitung von Eltern, Fürsorgern, Lehrern und des Klerus – sowie durch das Feedback von Geschwistern und Gleichaltrigen – werden wir informiert, wer wir sind, welche Eigenschaften geschätzt werden, was wir glauben sollen, welche Talente wir haben (und welche wir nicht haben) und welche Ziele es wert sind, verfolgt zu werden.

Wenn Ihre Eltern liebevoll, aufmerksam und flexibel waren, haben sie Ihnen geholfen, Ihre authentische Identität und den Zweck Ihres Lebens zu finden, ohne Ihnen rigide die eigenen Erwartungen aufzuzwingen. Wenn sie überfordert, abgelenkt oder unnachgiebig waren, waren Sie möglicherweise beständig einem Wall von »Sollst« und »Sollst nicht« ausgesetzt, während Ihr Wesen mit dieser Atmosphäre der Kontrolle rang. Diese ständige Reibung kann das Selbstwertgefühl erodieren lassen, wenn Sie versuchen, die Person zu werden, die zu werden man von Ihnen erwartet. Kinder werden von Konversationen, die um sie herum stattfinden, zutiefst beeinflusst und internalisieren deren Informationen, als wären diese die lautere Wahrheit. Die Menschen sind sich ähnlich, unterscheiden sich aber auch genauso. Wir alle durchlaufen zentrale physische und psychologische Stadien. Wir alle lernen es in unserem Entwicklungsprozess zu einer Persönlichkeit, die Umgebung unseres zuhauses, unserer Schulen, religiösen Institutionen und Gemeinden zu navigieren. In jedem von uns sind einzigartige Kämpfe und Erfahrungen in das Muster unserer Individualität gewoben.

Wenn ich auch anerkenne, dass die Geschichten, die die Leute mit mir teilen, einzigartig sind, habe ich doch entdeckt, dass einige gemeinsame Themen regelmäßig auftauchen. Nach vielen Jahren, in denen ich Patienten zugehört habe, die emotionales Ama tragen, habe ich sechs zentrale Motive identifiziert:

1. Der/die abwesende Vater/Mutter
2. Der/die behinderte Vater/Mutter
3. Der/die kranke Vater/Mutter
4. Der/die abgelenkte Vater/Mutter
5. Der/die kontrollierende Vater/Mutter
6. Der/die missbrauchende Vater/Mutter/Verwandte/ Familienfreund(in)

Die Geschichten sind nie angenehm zu hören, aber sie ans Licht zu bringen ist der erste Schritt im Heilungsprozess. Oft resultieren aus einer dieser frühen Geschichten lebenslange emotionale Kämpfe, die die Flugbahn unseres Lebens festlegen. Es ist wahrscheinlich, dass eine oder mehrere dieser Geschichten zu einem bestimmten Grad mit Ihrer eigenen Lebensgeschichte resonieren. Ich hoffe, dass Ihnen beim Lesen klarwerden wird, dass Ihre persönliche Geschichte Teil der universellen Menschheitsgeschichte ist – dass Sie feststellen werden, *dass Sie nicht der einzige sind.* Auch hoffe ich, dass es Sie inspirieren wird, sich von den Beschränkungen Ihrer schmerzvollen Vergangenheit zu befreien und damit anfangen, ein erfüllenderes nächstes Kapitel in Ihrem Leben zu schreiben. Denken Sie immer daran, Sie verdienen es, Ihre emotionalen Wunden zu heilen und glücklich zu sein.

Die Geschichte des/der abwesenden Vaters/Mutter

Johns Eltern hatten sich auf dem College kennengelernt und hatten schnell eine leidenschaftliche Beziehung begonnen. Innerhalb weniger Monate wurde Johns Mutter schwanger. Sie diskutierten eine Abtreibung, entschieden jedoch, dass das Schicksal es ihnen bestimmt hatte, zusammenzusein. Sie heirateten, als sie im fünften Monat schwanger war, aber nach wenigen Monaten fühlte sich Johns Vater vollkommen klaustrophobisch und fing an, zusammen mit Freunden bis spät in die Nacht wegzubleiben. Er war bei der Entbindung dabei, zog aber aus, als John erst zwei Monate alt war.

John sah seinen Vater ein paar Male während seiner frühen Kindheit, aber verlor den Kontakt zu ihm, als er zum Teenager heranwuchs. Er erinnert sich daran, dass seine Mutter beständig überfordert war und glaubt nach wie vor, dass er den Menschen, die er liebt, eine Last ist. Er kämpft mit einigen gesundheitlichen Problemen, einschließlich wiederkehrender asthmatischer Anfälle. Seine Atembeschwerden werden durch sein Übergewicht nicht gerade leichter, das er auf die Tatsache zurückführt, Essen zur Linderung seiner Angst zu benutzen.

Die Geschichte des Verlassenwerdens ist allzu verbreitet. Die Natur hat es leicht gemacht, ein Kind in nur ein paar Monaten zu empfangen, aber selbst die intimste Begegnung mag nicht ausreichen, eine Bindung zwischen zwei Sexualpartnern zu schmieden. Manchmal hören wir, dass Mütter ihr Kind verlassen, aber in den meisten Fällen ist es der Mann, der unfähig ist, seine elterliche Verantwortung zu akzeptieren.

Die Aufzucht eines Kindes ist eine herausfordernde, gnadenlose Aufgabe. Auch engagierte Paare ringen darum, Zeit und Ressourcen zwischen ihrer eigenen Beziehung, den Verantwortlichkeiten der Aufzucht des Kindes und den grundlegenden Lebensnotwendigkeiten aufzuteilen. Die Herausforderungen, denen sich alleinstehende Eltern gegenübersehen, mögen noch exponentiell größer sein, da sie alleinige Verantwortung tragen, finanzielle und emotionale Unterstützung zur Verfügung zu stellen.

Wenn dieses Thema mit Ihrer Geschichte resoniert, erfordert Ihre Heilung es, dass Sie die persönliche Verantwortung dafür, dass eines Ihrer Elternteile Sie verlassen hat, abgeben. Ihre abwesende Mutter oder Ihr abwesender Vater ist nicht Ihretwegen weggegangen; er/sie ging wegen seiner/ihrer Unfähigkeit, Verantwortung, die über seine unmittelbaren Bedürfnisse hinausging, zu übernehmen. Die emotionale und physische Erschöpfung des zurückbleibenden Elternteils oder Fürsorgeberechtigten war genauso wenig Ihre Schuld. Babies und Kinder sind nicht in der Lage, für ihre eigenen Bedürfnisse zu sorgen und daher von ihren Versorgern abhängig, die die Erfordernisse des Kindes über ihre eigenen stellen müssen. Die Tatsache, dass Ihre Eltern psychologisch schlecht darauf vorbereitet waren, Ihre Bedürfnisse zu erfüllen, ist kein Beweis für Ihre Unvollkommenheit. Unterm Strich lässt sich festhalten: *Es ist nicht Ihre Schuld.*

Im Verlauf dieses Prozesses werde ich Sie ermutigen, Ihre Geschichte zu identifizieren und zu erzählen, die Gefühle, die mit ihr in Verbindung stehen, durchzugehen, und die falschen zentralen Glaubensinhalte über Ihren Selbstwert, die Sie daraus abgeleitet haben, loszulassen. Dann werden Sie zu verstehen bereit sein, bereit, zu vergeben und mit offenem Herzen weiterzugehen, was Sie befähigen wird, mehr Glück, bessere Gesundheit und die fruchtbaren Beziehungen, die Sie verdienen, zu erleben.

Die Geschichte des/der behinderten Vaters/Mutter

Susans Vater war ein Alkoholiker mit einer unvorhersehbaren Gemütslage, die zwischen Zorn und Zurückgezogenheit schwankte. Obwohl er Susans Mutter nie physisch verletzte, wurde Susan bei einigen Gelegenheiten Zeuge, wie ihre Eltern physisch aneinandergerieten. Die Streitigkeiten, die Sie mithörte, nachdem sie zu Bett gegangen war, waren für Susan besonders leidvoll. Um Konflikte zu vermeiden, lernte sie, sich so unsichtbar wie möglich zu machen, wenn ihr Vater zu Hause war.

Als Erwachsene fand Susan nicht heraus, dass ihr Ehemann ein Alkoholproblem hatte, bis sie schon einige Jahre verheiratet waren. Als er begann, sie verbal zu missbrauchen, drohte sie damit, ihn zu verlassen, und er versprach, sich zu ändern. Auch wenn es kaum einen Hinweis darauf gibt, dass er die Verpflichtung, die er auf sich genommen hat, jemals einlösen wird, war sie unfähig, sich aus der Beziehung zu lösen.

Zusätzlich zu chronischer Schlaflosigkeit hat Susan wiederkehrende Migräneanfälle. In Behandlung bei mehreren Neurologen wurden ihr mehr als zwölf Medikamente in ebensovielen Jahren verschrieben, und dies mit geringem Effekt und für gewöhnlich unerträglichen Nebenwirkungen.

Alkoholismus verletzt sowohl die Alkoholiker als auch ihnen nahestehende Personen. Kinder, bei denen ein Elternteil oder beide Elternteile Alkoholiker sind, leiden unter einer Art posttraumatischen Stress-Syndroms. Noch lange, nachdem sie herangewachsen und von zu Hause ausgezogen sind, kämpfen Leute, die in einem Umfeld des Alkoholismus oder anderer Abhängigkeiten aufgewachsen sind, mit fortdauernden emotionalen und physischen Herausforderungen.

Die unvorhersehbaren Stimmungsschwankungen eines Elternteils, das alkoholabhängig ist, können die emotionalen Bezugsgrößen eines Kindes destabilisieren. Wenn ein Elternteil darüberhinaus emotionalen oder physischen Missbrauch ausgeübt hat, können ihre Kinder auch als Erwachsene Schwierigkeiten haben, in ihren Beziehungen Vertrauen aufzubauen. Zusätzlich ist es bei Kindern von Alkoholikern äußerst verbreitet, selbst Alkohol- oder Drogenmissbrauchsprobleme zu entwickeln, wenn sie heranwachsen. Auf einer unterbewussten Ebene haben sie von ihren Eltern gelernt, wie man schmerzliche Gefühle mit Sucht betäuben kann, selbst wenn der Erfolg dieser Methode höchstens marginal ist.

Andere obsessive Abhängigkeiten können ähnlich toxische Effekte haben. Eine Mutter oder ein Vater, der drogen-, spiel-, internet- oder arbeitssüchtig ist, wird ebenfalls emotional weniger erreichbar sein. Kinder interpretieren diesen Mangel an Aufmerksamkeit als die Botschaft, dass ihre Bedürfnisse keine vordringliche Priorität sind und dass sie selbst auch nicht besonders wichtig sind. Ohne die Unterstützung liebender, unterstützender Eltern entwickeln sie höchstwahrscheinlich nur ein geringes Selbstwertgefühl und geringes Selbstvertrauen.

Aus dem Gefängnis solch toxischer Konditionierungen zu entkommen erfordert engagierte Achtsamkeit bei der Identifikation der Muster, beim Loslassen der Schuldgefühle der Unfähigkeit, den geschädigten Elternteil zu heilen, und bei der Entwicklung eines neuen, positiven inneren Dialogs, der dem eigenen unbedingten Wert die Ehre gibt. Wenn das Thema des geschädigten Elternteils Teil Ihrer eigenen Geschichte ist, wird es von wesentlicher Bedeutung sein, sich durch die Wut zu arbeiten, die Sie mit sich herumgetragen haben und diese schließlich zu entlassen. Bevor Sie wahrhaft vergeben können und frei werden, zu lieben, werden Sie sich die Erlaubnis geben müssen, die Wut, die Sie so viele Jahre unterdrückt haben, voll zu spüren und dann loszulassen.

Die Geschichte des/der kranken Vaters/Mutter

Als Belinda fünf Jahre alt war, bekam ihre Mutter schlimme Gelenksschmerzen. Nach monatelangen fortgesetzten diagnostischen Studien lautete das Ergebnis auf eine seltene arthritische Störung, die man handhaben, nicht aber heilen konnte. Manchmal war Belindas Mutter wochenlang außer Gefecht, manchmal unfähig, das

Bett zu verlassen. Das bescheidene Einkommen ihres Mannes reichte nicht aus, um für die benötigten Hilfeleistungen zu bezahlen, sodass Belinda nach und nach Haushaltspflichten übernahm, einschließlich der Fürsorge für ihre jüngere Schwester.

Als Teenager bekam Belinda dann depressive Attacken, die in ihren Zwanzigern zusehends schlimmer wurden. Auch wenn Antidepressiva bei ihr anschlugen, konnte sie nur wenig Enthusiasmus oder Freude erleben. Sie beschreibt sich als von einem Perfektionsdrang besessen und sagt, sie erlebe immer dann intensive Angst, wenn sie das Gefühl hat, die Kontrolle zu verlieren.

Eines der schwierigsten Erweckungserlebnisse für Kinder ist es, wenn sie feststellen, dass ihre Eltern weder allmächtig noch allwissend sind. In meinem Leben trat dieser Wendepunkt mit elf Jahren ein, und zwar in der Kuba-Krise 1962, als ich feststellen musste, dass meine Eltern nicht in der Lage waren, ein Problem zu lösen, das drohte, unsere Welt zu zerstören.

Kinder fühlen sich sicher, wenn sie annehmen, dass die Erwachsenen die Kontrolle haben und in der Lage sind, sie zu beschützen. Wenn ein Elternteil krank wird oder durch physisches oder psychisches Leiden eine Behinderung erleidet, zwingt das die Kinder, vorzeitig ihre Unschuld aufzugeben und sich einer Realität zu stellen, die nicht immer ein sicherer Ort ist.

Wenn ein Elternteil dauerhaft krank oder behindert ist, beginnt das gleichgeschlechtliche Kind, oft die Rolle dieses Elternteils anzunehmen, ohne die dafür erforderliche emotionale oder physische Reife zu besitzen. Ein kleines Mädchen mag damit anfangen, sich so zu benehmen wie Mutter; ein kleiner Junge mag versuchen, der Mann im Haus zu werden. Auch die Geburtenfolge kann eine Rolle spielen, wobei das älteste Kind dann mit einiger Wahrscheinlichkeit Verantwortung für die ganze Familie übernimmt.

Wenn die Unschuld der Kindheit beschnitten wird, können im Erwachsenenalter ungelöste Probleme an die Oberfläche treten. Menschen, die mit einem kranken Elternteil aufgewachsen sind, leiden oft an Depressionen oder Angstzuständen. Ihre Fähigkeit zu Leichtigkeit und Freude ist oft eingeschränkt, da sie als Kinder möglicherweise die Erfahrung machen mussten, dass Freudenbekundungen angesichts der ernsten Krankheit des Elternteils von den Erwachsenen um sie herum explizit als unpassend herabgesetzt wurden. Auch wenn unter der Oberfläche Groll und Zorn schwelen mögen, kann es vorkommen, dass sie bewusst den Standpunkt vertreten, dass es ein unbezahlbarer Luxus sei, in diesen Gefühlen zu »schwelgen«. Es kommt nicht selten vor, dass sie zum Spiegel der Krankheit des kranken Elternteils werden.

Für diejenigen, die eine Variation dieser zentralen Geschichte erlebt haben, ist es zur Heilung und emotionalen Befreiung notwendig, die zugrundeliegende Enttäuschung zu identifizieren und es sich zu gestatten, sich auf Tätigkeiten einzulassen, die Freude bringen, selbst wenn sie nicht »zielorientiert« oder »produktiv« sind. Diejenigen, die Heilung erfahren wollen, werden es lernen, dass es nur begrenzten Wert hat, »sich ums Geschäftliche zu kümmern«, wenn damit nicht Liebe und Freude einhergehen.

Die Geschichte des/der abwesenden Vaters/Mutter

Als erstes Kind sie auf Händen tragender Eltern erinnert sich Amanda an ihre ersten Jahre als erfüllt von Liebe und Sicherheit. Ihr jüngerer Bruder, der geboren wurde, als Amanda drei war, war eine Herausforderung, und das fast vom ersten Tag, an dem er heim gebracht wurde. Er hatte Schwierigkeiten, einen Rhythmus zu entwickeln und war oft nicht zu beruhigen, wenn er weinte. Als er die entscheidenden Marken in Sprache und Motorik nicht erreichte, wurde eine Untersuchung angestellt, deren Ergebnis Autismus war.

Die Anforderungen, die Amandas Bruder mit sich brachte, waren zu groß für ihre Eltern, die so nur noch geringe emotionale

Ressourcen für Amanda übrig hatten. Ohne, dass sie es wollte, verabscheute sie ihn, obwohl sie wusste, dass sein Zustand nicht seiner Kontrolle unterlag.

Als Erwachsene heiratete sie einen ehrgeizigen Unternehmer, der von dem Wunsch getrieben war, Wohlstand anzuhäufen und oft geschäftlich verreisen musste. Obwohl er ihr wiederholt seine Liebe und Hingabe versicherte, fühlte sich Amanda unsicher und allein.

Im vierten Jahr ihrer Ehe begann Amanda, sich müde zu fühlen, selbst beim Aufwachen am Morgen. Dieses Übel verschlimmerte sich dramatisch, wenn sie sich auch nur in geringem Maße anstrengte. Sie begann, hin und wieder unter Drüsenschwellungen im Nackenbereich und unbestimmten, grippeartigen Symptomen zu leiden. Nach einer Reihe medizinischer Untersuchungen, die sich über ein Jahr hinzogen, wurde bei ihr ein chronisches Erschöpfungssymptom diagnostiziert.

Das Leben ist komplex und präsentiert uns Situationen, die jenseits unserer unmittelbaren Kontrolle liegen. Wenn wir uns als Kinder lebensmäßigen Herausforderungen gegenübersehen, die wir nicht ändern können, ist es schwierig, das Chaos, den Konflikt und die Unsicherheit zu verarbeiten. Kinder haben noch keinen gut entwickelten internen Bezugsrahmen, dem gegenüber sie Abweichungen feststellen könnten, weil sie nur das kennen, was sie in ihrem eigenen Leben erfahren haben. Der chaotische, ungeordnete Zustand wird zum »Normalzustand«, fühlt sich aber nie wirklich angenehm an.

Da ihr Sinn ihres Selbst und Selbstwerts erst in Entwicklung begriffen sind, können Kinder, deren Eltern abgelenkt sind, sich den Glauben zu eigen machen, sie würden ungeteilte, liebende Aufmerksamkeit gar nicht verdienen. Erwachsene können dieses »Aufmerksamkeitsdefizit«, das sie als Kinder erfahren haben, kompensieren, indem sie sich der Bedeutung von Aufmerksamkeit bewusst werden und sie in ihren Beziehungen ständig bewusst einfordern. Das kann einfach nur bedeuten, dass sie die wichtigen Menschen in ihrem Leben bitten, sie anzusehen, wenn sie mit ihnen sprechen, oder eine Aufgabe zu beenden, mit der sie beschäftigt sind, statt nur die halbe Aufmerksamkeit zugewandt zu bekommen. Niemand sollte sich mit Aufmerksamkeitskrümeln zufrieden geben. Wie wir in den kommenden Kapiteln sehen werden, sind *Aufmerksamkeit* und *Zielgerichtetheit* die stärksten Werkzeuge, die uns zu Gebote stehen, wenn es darum geht, Erfolg und Glück in unserem Leben zu vergrößern.

Vom Mangel zum Überfluss

Die bisherigen Geschichten waren Variationen des Themas der Unerreichbarkeit. Als Resultat der emotionalen Überforderung, Krankheit, Beeinträchtigung oder Abgelenktheit unserer Eltern haben wir möglicherweise nicht das Feedback innigster Liebe bekommen, das wir gebraucht und verdient hätten, um ein gesundes, werthaftes Gefühl unserer selbst zu entwickeln. Um die Freiheit, zu lieben, zu erfahren, werden Sie die inneren Botschaften der Unzulänglichkeit und des Ungenügens loslassen müssen, die entstehen, wenn man einen Elternteil hat, der nicht erreichbar ist, und diese durch solche von authentischem Selbstwert und Überfluss ersetzen. Sie können diese Verwandlung umsetzen, indem Sie sich mit einem tieferen Bereich Ihrer selbst verbinden – dem Kern Ihres Seins – und Beziehungen kultivieren, die auf Ebenbürtigkeit und Respekt gegründet sind. Auf den folgenden Seiten werden Sie praktische Werkzeuge zur Erreichung dieser beiden Ziele kennenlernen.

Grenzüberschreitungen

Die letzten beiden Themen erzählen die Geschichte emotionaler oder physischer Grenzverletzungen. Die primäre Aufgabe gesunder Eltern ist es, ihrem Nachwuchs zu ermöglichen, gesunde Grenzen zu entwickeln, die stärkender Energie und Information Einlass gewähren, während sie schädliche Einflüsse draußen halten. Das kann sich auf Nahrung (Gesundes wird zugelassen, Müll nicht), Luft (frische Luft wird eingelassen, Rauch ausgesperrt), Freunde (nette erlaubt, bösartige nicht) und Überzeugungen (Toleranz ja, Bigotterie nein) beziehen. Wenn Erwachsene es nicht gelernt haben, ihre eigenen Grenzen zu kontrollieren, tendieren sie dazu, jene zu verletzen, die verwundbar sind, und das bedeutet oft die Kinder. Es gibt verschiedene Ebenen von Übergriffen – von exzessiver psychologischer Kontrolle hin zu emotionalem, physischem oder sexuellem Missbrauch. Je ernster der Übergriff, desto schwieriger ist es für ein Individuum, als Erwachsener gesunde Grenzen zu wahren.

Die Geschichte des übergriffigen Elternteils

Emilys Mutter, ein Kind der sechziger Jahre, kannte wenige externe Grenzen, als sie aufwuchs. Emily erinnert sich, Geschichten von der Kindheit ihrer Mutter gehört zu haben, aus denen hervorgeht, dass diese bei den Partys ihrer Eltern herumstromern durfte, wo die Gäste Alkohol tranken, Haschisch rauchten und nahezu öffentlich Sex hatten.

Jahre später, als Emilys Mutter schwanger war, war sie entschlossen, dieses Muster nicht zu wiederholen. Das führte dazu, dass Emily die strengste Erziehung unter all ihren Freunden genoss. Es gab keinen Bereich ihres Lebens, der nicht unter direktem Einfluss oder der Kontrolle ihrer Mutter stand. Als Emily in die Pubertät eintrat, waren ihre Tage so reglementiert wie in einem Trainingslager oder dem Noviziat eines Konvents. Ihre Mutter hatte keine Bedenken, ihren Telefonaten zuzuhören, ihre Schubladen zu durchsuchen und die geringsten Übertretungen mit strengen Disziplinierungsmaßnahmen zu bestrafen.

Sobald sie achtzehn geworden war, revoltierte Emily, verließ ihr zuhause und fing nach kurzer Zeit an, das nachzuholen, was sie in Jahren erlebter Entbehrung verpasst hatte. Da sie wenig Gelegenheit gehabt hatte, ihre eigenen Grenzen zu setzen, verbrachte sie die nächsten paar Jahre damit, ihre Grenzen durch riskantes Verhalten auszutesten. Als sie mit zweiundzwanzig einen durch steigenden Kokainkonsum ausgelösten epileptischen Anfall hatte, entschied sie sich, sich zu fragen, wer sie sein wollte, wenn sie erwachsen war.

Auch wenn einige Talkshowpsychologen behaupten mögen, gute Eltern können hinsichtlich Entscheidungen über ihre Kinder nie zu viel Kontrolle ausüben, glaube ich doch, dass es Balance ist, die in allen Aspekten des Lebens entscheidend ist. Wenn ein Elternteil als Reaktion auf sein eigenes, unvollständiges Gespür für Grenzen übermäßig autoritär wird, kann es geschehen, dass seine Kinder es nicht schaffen, Selbstdisziplin und die Verantwortungsübernahme für ihre eigenen Entscheidungen zu lernen. Wenn Eltern Angst und Strafen als die primären Werkzeuge zum Erzwingen guten Benehmens einsetzen, wird das einen schwelenden Groll erzeugen, der schließlich explodiert. Menschen, die unter einem diktatorischen oder tyrannischen Elternteil aufgewachsen sind, können noch lange, nachdem sie ihr eigenes Leben begonnen haben, ihren rebellischen inneren Widerstandsdialog fortsetzen, der sich in autodestruktive Entscheidungen umsetzen kann.

Menschen in so einer Situation stellen oft fest, dass sie einen fortgesetzten Streit mit dem die Kontrolle ausübenden Elternteil führen, der sich in ihrem Geist eingenistet hat. Wenn Sie erkennen, dass es Ihnen nicht dienlich ist, wenn Sie mit Ihrem inneren Elternteil herumstreiten, werden Sie es lernen müssen, Informationen, was gut oder schlecht für Sie ist, von Ihren emotionalen Ladungen zu befreien. Verhaltensweisen, die Ihre Unabhängigkeit bestätigen, aber dabei nicht Ihren Selbstwert heben, werden sich als teure Lebens-Lektionen herausstellen. Es gibt bessere Methoden, Ihre kostbare Energie einzusetzen.

Die Geschichte sexuellen Missbrauchs durch ein Elternteil (oder einen Verwandten oder Erwachsenen)

Camilles leiblicher Vater starb bei einem Autounfall, als sie drei Jahre alt war. Als sie elf Jahre alt wurde, heiratete ihre Mutter einen Mann, der einige Jahre älter war als sie und einen siebzehn Jahre alten Sohn hatte. Anfangs mochte Camille die Aufmerksamkeit ihres Stiefbruders, aber sie fühlte sich verwirrt, als er anfing, zu ihr ins Bett zu kommen, nachdem die Erwachsenen schlafen gegangen waren. Sie geriet in einen Konflikt darüber, dass sie einerseits seine Aufmerksamkeit wollte, aber sich nicht damit wohlfühlte, wie er sie berührte. Als sie begann, sich sexuell zu entwickeln, wurden seinen Handlungen aggressiver. Als seine aufdringlichen Berührungen ihr Unbehagen zu bereiten begannen, bestand sie schließlich darauf, dass er damit aufhörte.

Innerhalb der nächsten zwei Jahre bekam sie Übergewicht und kämpft seitdem stets damit, zu viel zu essen. Bis heute kann sie sich nicht erklären, warum sie ihrer Mutter nie gesagt hat, was passiert war.

Sexueller Missbrauch in der Kindheit ist ein ernstes Problem. Da die meisten Fälle nicht gemeldet werden, sind die Schätzungen ungenau, aber vielen Studien zufolge sind mehr als 25% der Frauen und 15% der Männer Opfer von sexuellem Missbrauch in der Kindheit geworden. Zusätzlich zu dem direkten emotionalen und physischen Schmerz tragen diese Grenzüberschreitungen zu lang anhaltendem psychischem und physischem Leid bei.

Eine aktuelle Studie unter Frauen mit chronischen Kopfschmerzen zeigte, dass mehr als ein Drittel als Kinder unter physischem oder sexuellem Missbrauch gelitten hatten. Kindheitsmissbrauch wird mit erhöhtem Risiko für Angst, Depressionen, Fettleibigkeit, Essstörungen, Reizdarmsyndrom und Weichteilrheuma in Verbindung gebracht. Wie vom aktuellen Eingeständnis von sexuellem Missbrauch durch Geistliche seitens der katholischen Kirche ans Licht gebracht wurde, beeinflussen diese Verletzungen zutiefst die Art und Weise eines Menschen, von sich, anderen und ihrer Beziehung zur Welt zu denken.

Menschen, die unter sexuellem Missbrauch in der Kindheit gelitten haben, verbinden ihre Verletzung oftmals noch zusätzlich mit dem Unglimpf von Schuld. Wenn Sie als Kind missbraucht worden sind, müssen Sie erkennen, dass *es nicht Ihre Schuld war*. Auch wenn Sie als Erwachsener in der Lage sind, darüber nachzudenken, wie Sie hätten anders handeln können, hatten Sie als Kind dennoch nur beschränkte emotionale und mentale Ressourcen. Es ist nicht die Verantwortung eines Kindes, besonders bei einem älteren Verwandten oder Familienfreund.

Es ist nicht überraschend, dass Menschen, die wie Camille als Kinder sexuell missbraucht worden sind, Essstörungen und andere Probleme in Sachen Essen entwickeln. Es gibt viele plausible Erklärungen, warum dies möglicherweise geschieht. Einige Opfer sexuellen Missbrauchs können übergewichtig, extrem dünn oder magersüchtig werden, weil sie unterbewusst glauben, dass eine verminderte physische Attraktivität den Missbrauchenden abschreckt. Zusätzlich mögen die angenehmen Gefühle, die Essen erzeugt oder die vermeintliche Kontrolle, die gewonnen wird, indem man die Nahrungszufuhr rigide beschränkt, die Angst zeitweise reduzieren. Manchmal ist eine Essstörung eine Art der Selbstbestrafung, in der sich die Schuld spiegelt, die eine Person mit sich herumträgt. In all diesen Fällen ist es der erste Schritt zur Heilung, die Geschichte zu identifizieren.

Der Pfad hin zur Freiheit zum Lieben und so zur Freiheit zum Heilwerden braucht Führung. Es wird Ihre Erfahrung klären und Ihnen helfen, wenn Sie Ihre Geschichte mit einem Berater teilen. Es wird die Kanäle zum Abführen der emotionalen Toxizität und zum Aufnehmen von Stärkendem öffnen, wenn Sie die aufsteigenden komplexen Gefühle identifizieren, ihnen eine Stimme geben und befreiende Rituale vollziehen. Es gibt eine Zeit, zu vergeben, aber nicht, bevor Sie den emotionalen Schmerz, den die Grenzverletzung erzeugt hat, nicht benannt, zum Ausdruck gebracht und losgelassen haben. Wir werden diesen Schritten in den folgenden Kapiteln nachgehen.

Schritt zur Freiheit

Schreiben Sie Ihre ursprüngliche Geschichte. Nehmen Sie sich Zeit, die Umstände Ihrer Empfängnis, der Zeit, in der Sie ausgetragen wurden, Ihrer Geburt und Kindheit zu reflektieren. Wenn Sie feststellen, dass es in Ihrer Erinnerung an Ihre frühe Geschichte substantielle Lücken gibt, fragen Sie die Leute, die dabei waren – Ihre Eltern, Geschwister, andere Verwandte und enge Familienfreunde –, um Ihnen dabei zu helfen, die Details zu ergänzen. Diese Informationen und dieses Wissen werden Sie auf den Pfad zur Heilung bringen.

Zeit für eine neue Geschichte

Wie wir gesehen haben, treiben uns unsere frühen Geschichten dazu, Entscheidungen zu treffen, die unsere frühen Muster bekräftigen. Sie setzen uns auf einen Pfad, dem viele von uns für den Rest ihres Lebens folgen. Wenn Sie emotionales Leid erleben oder mit einem chronischen Gesundheitsproblem kämpfen, von dem Sie den Verdacht haben, dass es eine emotionale Komponente haben könnte, ist es jetzt an der Zeit, eine glücklichere Straße zum Reisen zu finden, indem Sie das unbewusste Drehbuch enthüllen, nach dem Ihr Leben sich bisher abgespielt hat. Wenn Ihre frühen Erfahrungen nicht zur Formung eines gesunden Selbstbildes beigetragen haben, das es Ihnen auf tiefster Ebene Ihres Selbst zu wissen erlaubt, dass Sie eine liebenswerte, wertvolle Person sind, ist es an der Zeit, Ihre zentralen, konditionierten Missverständnisse zu erkennen und hinter sich zu lassen. Es ist Zeit, mit dem Schreiben eines neuen Drehbuchs zu beginnen, das das wunderschöne, mächtige und würdige Individuum, das Sie sind, präzise wiederspiegelt.

*

Wenn Sie dieses Buch bis hierhin gelesen haben, haben Sie jetzt ein tieferes Verständnis davon, wie wir unsere zentralen Glaubensinhalte entwickeln und warum es von so entscheidender Bedeutung ist, die emotionalen Rückstände aus der Vergangenheit loszulassen – das Ama, das uns daran gehindert hat, reine Liebe und Freude im Herzen unseres Wesens zu erfahren. Im nächsten Kapitel werden Ihr Körper und Ihr Atem darauf vorbereitet, das spezifische emotionale Ama, das Sie mit sich herumtragen, zu identifizieren.

3.

Vorbereitung zur Freiheit

Wenn du im Himmel weintest, würde jedermann lachen,
da alle wüssten, dass du nur scherzt.
Hl. Katharina v. Siena

Die Vorbereitung aufs Loslassen beginnt mit der Intention. Ein Kernprinzip sowohl im Ayurveda wie im Yoga ist es, dass unsere Intentionen gestaltende Kraft haben. Je klarer Sie sich das vorstellen können, was Sie für Ihr Leben erschaffen wollen, desto mächtiger können Sie Ihren Körper, Ihren Geist, Ihr Herz und Ihre Seele darauf abstimmen, das angestrebte Ergebnis zu erreichen. Hoffentlich haben Sie nun uneingeschränkt die Intention, den Pfad zu Ihrer emotionalen Befreiung freizumachen, sodass sich Ihr Herz dem Geben und Empfangen von Liebe öffnen kann. Dieses Kapitel wird Ihnen helfen, sich auf Ihre Intention zu konzentrieren, die gewünschte Flugbahn festzulegen und die vitale Energie Ihres Körpers zu erwecken, um Sie für Ihre Suche nach Heilung und Freiheit zu stärken.

Ich habe es durch meine Erfahrung bei der Hilfe, die ich Menschen beim Durcharbeiten von emotionalem Schmerz gegeben habe, gelernt, dass das Herz das Tor zwischen Geist und Körper ist. Statt sich nur auf Ihren Intellekt zu verlassen, müssen Sie auch Ihr Herz und Ihren Körper dazu einladen, Teil des Prozesses zu werden. Ein rein mentaler, analytischer Ansatz ist üblicherweise nicht genug. Obwohl Ihr Geist sich seinen Weg in die emotionale Freiheit vielleicht gerne erdenken möchte, werden Ihre guten Absichten ihre Wucht verlieren, wenn sie nicht die volle Unterstützung Ihres Körpers haben. Der Körper kann ein machtvoller Verbündeter beim Heilen emotionaler Wunden sein, die das Herz gebunden halten, wenn er die Einladung zum Mitmachen bekommt.

Jede geistige Erfahrung wird von Veränderung in Körperchemie- und elektrizität begleitet. Immer wenn Sie sagen: »Ich fühle mich ängstlich, wütend, enttäuscht, hoffnungslos«, tragen Sie der Tatsache Rechnung, dass Ihr Körper störende Gefühle erzeugt. Sie entstehen aufgrund von Veränderungen des Hormonspiegels und der Muster beim Feuern der Synapsen. Diese physiologischen Veränderungen können weit über die emotional aufregenden Erfahrungen hinausgehen. Mit der Zeit fängt Ihre Physiologie an, Ihre emotionale Geschichte wiederzuspiegeln und Ihre Erwartungen hinsichtlich der Zukunft zu verstärken.

Gerade so, wie eine Veränderung der Gedankenmuster den Körper beeinflussen kann, kann eine Veränderung der Körperstellung den Geist beeinflussen und emotionales Loslassen erleichtern. Wenn Sie Ihre Muskeln dehnen und ihre Bewegungsreichweite vergrößern, dann verändert das körperliche Muster, in denen emotionaler Schmerz gefangen sitzt. Die Yogapositionen, Atemtechniken und Meditationsübungen, die hier präsentiert werden, sind dazu da, ihren Geist auf subtile, aber tiefgreifende Weise auf den Prozess des Loslassens vorzubereiten.

Herzöffnendes Yoga

Die uralte Weisheitstradition des Yoga bietet Übungen, die den Geist und das Herz darauf vorbereiten, das loszulassen, was Ihnen nicht nützt und sich dem zu öffnen, was Ihnen nützt. Das Körper, Geist und Atmung aufs Intimste miteinander verbunden sind, beeinflussen Übungen, die dazu gedacht sind, einen Bereich zu beleben, automatisch auch die anderen. Daher beginnen wir mit einer Reihe herzöffnender Übungen, die als

Asanas bezeichnet werden. *Asana* ist ein Wort aus dem Sanskrit, das »Sitz« bedeutet. Was heute im Westen typischerweise als Yoga bekannt ist, ist ein System von Positionen, die die Flexibilität, Balance und Kraft des Körpers beeinflussen. Der primäre Zweck dieser Stellungen ist es, solche Leichtigkeit im Körper zu erzeugen, dass der Geist in der Lage ist, sich auszudehnen. Wenn Ihnen eine Spannung im Nacken, Schmerz in den Schultern oder Steifheit im unteren Rücken sitzt, wird es für Ihren Geist schwierig sein, über Wahrnehmungen von Unwohlsein hinauszukommen, wenn Sie die Augen schließen und nach Innen schauen. Daher ist es die Zeit wert, Ihren Körper zu öffnen, um die Öffnung des Herzens vorzubereiten.

Ich ermutige Sie, diese sieben herzöffnenden Positionen auf einem Intensitätsgrad zu betreiben, der Ihre selbststärkende Intention wiederspiegelt. Gezwungenes oder angespanntes Dehnen behindert üblicherweise mehr, als das Loslassen zu fördern. Nehmen Sie jede Stellung mit voller Achtsamkeit ein, und gehen Sie bis zu dem Punkt, wo Sie Widerstand, nicht aber Schmerz spüren. Erlauben Sie es sich, bei jeder Position mit geschlossenen Augen die Spannung in Ihren Muskeln zu fühlen, aber gehen Sie nicht über diesen Punkt hinaus, sodass es unangenehm wird. Atmen Sie bewusst, machen Sie Ihren Körper mit dem Ausatmen geschmeidig, und geben Sie dem Widerstand eher nach, statt sich den Weg hindurch zu erzwingen.

Führen Sie diese sieben Stellungen der Reihe nach hintereinander in der Absicht aus, Ihren Körper in Vorbereitung auf ein tiefes emotionales Loslassen zu öffnen. Vollziehen Sie jede Stellung mit Wertschätzung und Respekt für Ihren Körper. Indem Sie die Weisheit Ihres Körpers ehren und auf seine Signale von angenehm und unangenehm hören, wird er seine Unterstützung beim Zugänglichmachen, Mobilisieren und Loslassen der toxischen Emotionen zur Verfügung stellen. Wenn bei Ihnen eine Verletzung oder physische Begrenzung bekannt ist, dann üben Sie diese Stellungen mit großer Sensibilität.

Wenn Sie irgendwelche Zweifel haben, ob Sie eine Position bequem einnehmen können, ***dann überspringen Sie sie***.

1. Der Himmel berührt die Erde

Am Besten führt man diese Position im Stehen aus, aber wenn nötig, können Sie sie auch im Sitzen vollziehen.

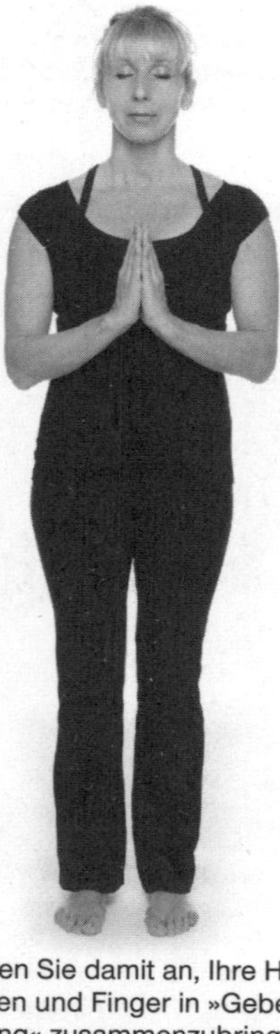

Fangen Sie damit an, Ihre Handflächen und Finger in »Gebets - haltung« zusammenzubringen, und spüren Sie dabei, wie Ihre Daumen sanft Ihre Herzregion berühren. Schließen Sie die Augen, und holen Sie ein paar Mal langsam und tief Luft.

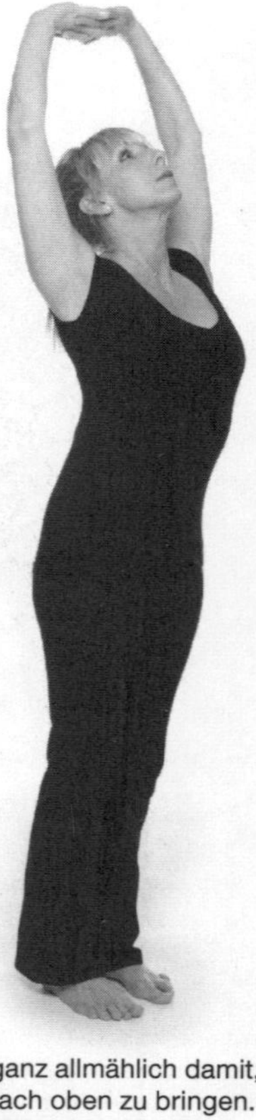

Beginnen Sie ganz allmählich damit, beide Hände nach oben zu bringen. Wenn sie ungefähr auf Höhe der Stirn sind, verschränken Sie die Finger, während Sie damit fortfahren, die Hände über den Kopf zu heben. Wenn Ihre Arme vollständig gestreckt sind, lassen Sie Ihre Hand - gelenke nach außen rotieren, wobei Ihre Finger verschränkt bleiben.

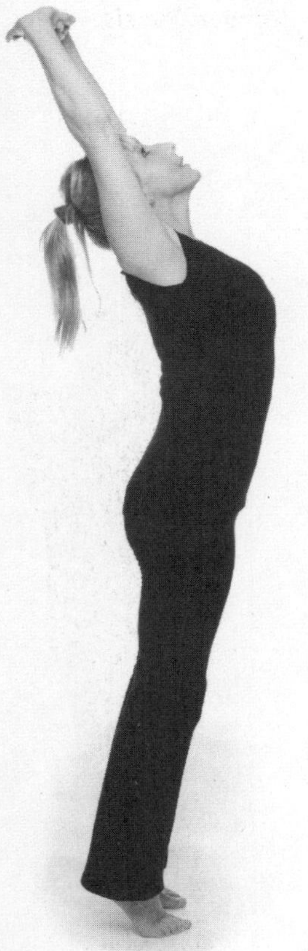

Strecken Sie sich weiter, bis Ihre Arme, Schultern und Ihre Wirbelsäule einen sich aufwärts nach hinten spannenden Bogen formen; fühlen Sie die Dehnung in Ihrem Brustkorb und Ihrem Unterleib. Schauen Sie hinauf zu Ihren verschränkten Fingern. Wenn Sie glauben, die Balance halten zu können, dann stellen Sie sich auf die Zehen, um die volle Ausdehnung zu erreichen.

Beginnen Sie, Ihren Körper zu beugen, während Sie sich nach vorn bücken und dabei ausatmen. Bringen Sie dabei die Arme nach unten, und entspannen Sie den Nacken. Lassen Sie sich nach und nach über den oberen, mittleren und unteren Rücken zusammensinken, und wandern Sie dabei mit den Handflächen Ihre Oberschenkel hinunter, und strecken Sie schließlich die Hände zu den Füßen hin aus. Es ist nicht wichtig, ob Sie die Füße berühren können oder nicht.

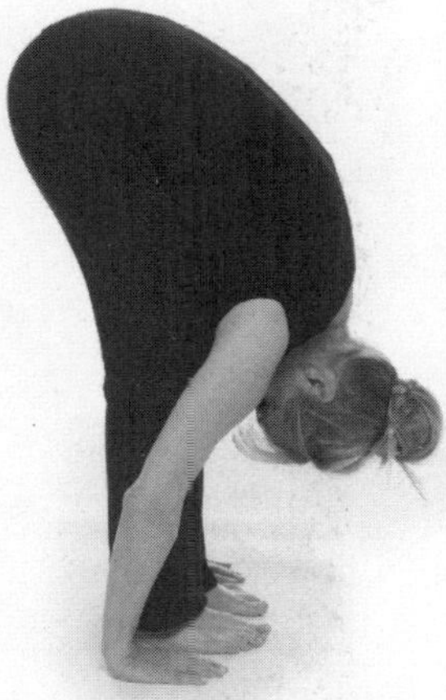

Wenn Sie sich soweit Sie können nach vorne gebeugt haben, schließen Sie die Augen, entspannen Sie sich in dieser Position und atmen Sie einige Male langsam ein und aus. Machen Sie bei jedem Entströmen des Atems Ihren Nacken, den Rücken, die Schultern und Hüften weich.

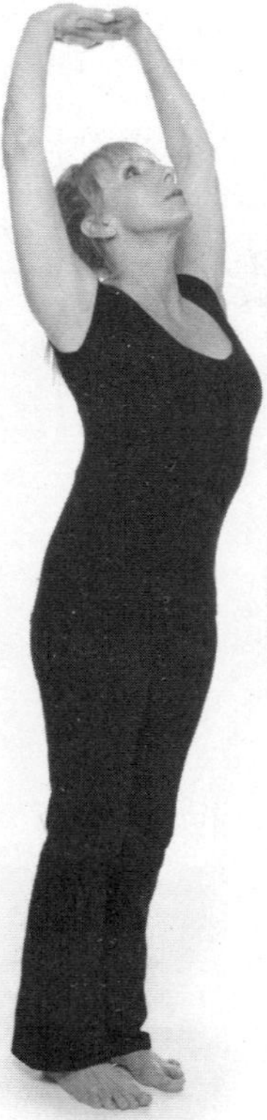

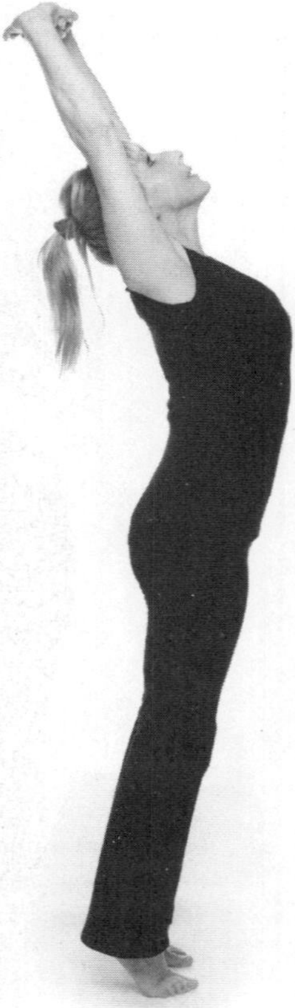

Richten Sie sich beim Einatmen sanft wieder auf, heben Sie wiederum beide Arme über den Kopf, und dehnen Sie sich so weit nach oben, wie Sie das bequem können.

Stellen Sie sich wiederum auf die Zehen, wenn Sie die Balance halten können.

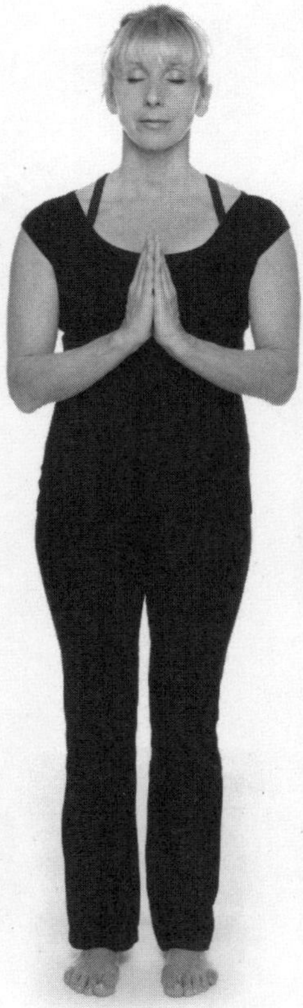

Beenden Sie die Position, indem Sie die Hände langsam wieder auf Herzhöhe bringen.

2. Die Palme wiegt sich

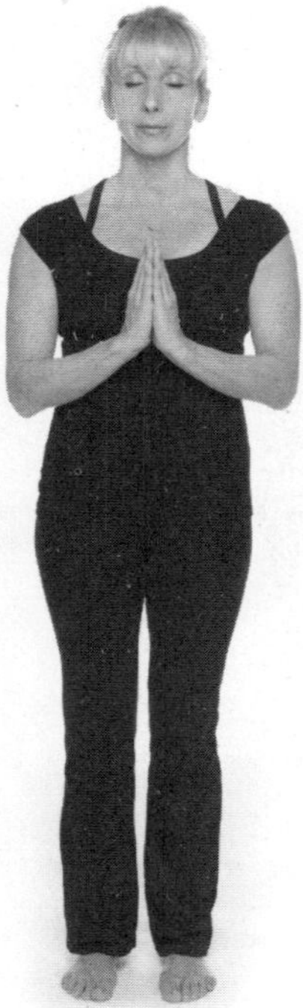

Beginnen Sie die zweite Position genau wie bei »Der Himmel berührt die Erde«, wobei sich beide Hände auf Herzhöhe berühren. Strecken Sie sich wiederum nach oben, bis Sie die volle Dehnung erreicht haben.

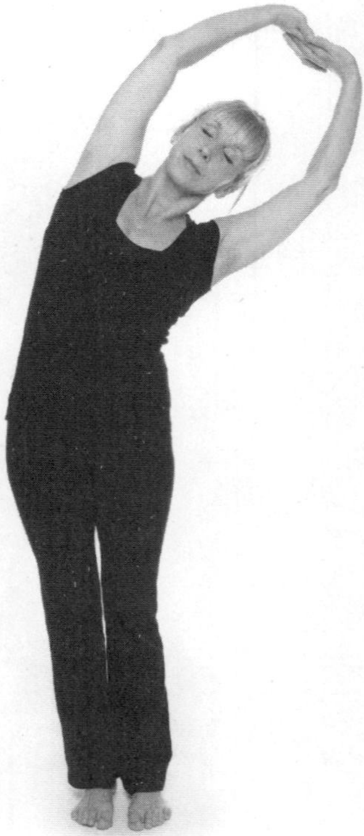

Beginnen Sie nun, Ihren Körper langsam nach links zu beugen, und dehnen Sie dabei die Arme, Schulter, Seite und Hüfte. Halten Sie diesen Bogen aufrecht, und atmen Sie in den gedehnten Bereich mit langsamen, tiefen Atemzügen, wobei Sie beim Ausatmen stets noch ein wenig mehr in die Dehnung gehen können.

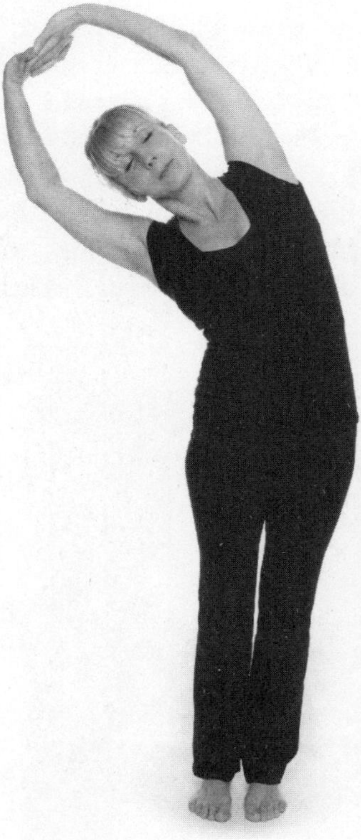

Kehren Sie langsam in eine aufrechte Position zurück, und beugen Sie dann langsam den Körper nach rechts, wobei die Dehnung diesmal durch die linke Schulter, Seite und Hüfte verlaufen sollte. Atmen Sie ein und aus, und vergrößern Sie dabei sanft die Dehnung bei jedem Ausatmen.

Kehren Sie langsam in eine aufrechte Position zurück, und senken Sie dann sanft Ihre Arme.

3. Das Becken öffnen

Die nächste Position vergrößert die Aufmerksamkeit im zweiten Energiezentrum oder *Chakra* des Körpers. Diese Stelle wird klassischerweise mit ursprünglichen Emotionen, Sexualität und Kreativität in Verbindung gebracht. Aufgrund der starken Anweisungen, die gerade junge Mädchen oft in Sachen »die Beine geschlossen halten« bekommen, kann diese Position starke Gefühle und Bilder erzeugen. Machen Sie sie nur in einer geschützten Umgebung, wo Sie den Emotionen und Informationen, die zu Tage treten, nachgehen können.

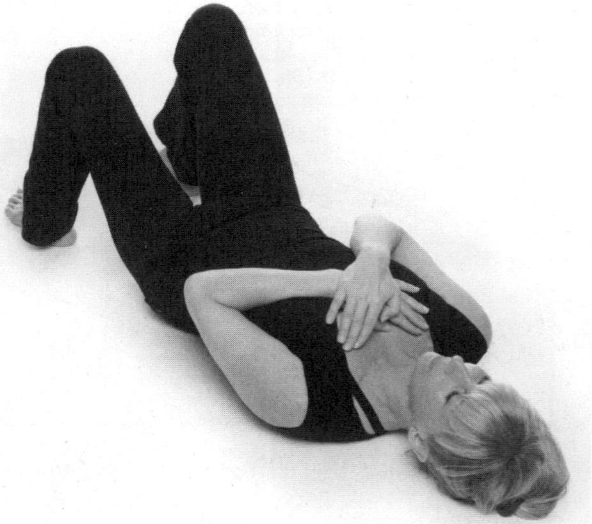

Auf dem Rücken liegend legen Sie beide Hände über Ihr Herz. Bringen Sie die Knie nach oben, sodass die Fußsohlen den Boden berühren.

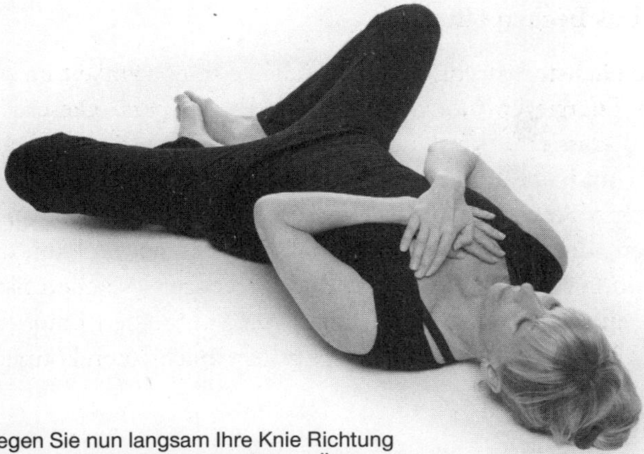

Bewegen Sie nun langsam Ihre Knie Richtung Boden, und öffnen Sie so die Hüften. Öffnen Sie sich bis zu dem Punkt, wo Sie eine Spannung fühlen, dann ziehen Sie Ihre Knöchel sanft in Richtung Ihrer Leiste. Atmen Sie tief in Ihre Beckenregion, und halten Sie dabei die Achtsamkeit im Hüftbereich aufrecht. Entspannen Sie sich unangestrengt, und lassen Sie jeweils beim Ausatmen los.

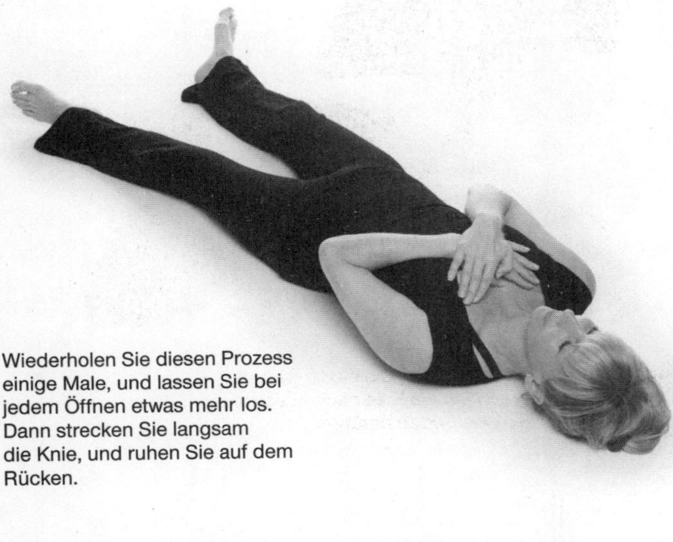

Wiederholen Sie diesen Prozess einige Male, und lassen Sie bei jedem Öffnen etwas mehr los. Dann strecken Sie langsam die Knie, und ruhen Sie auf dem Rücken.

4. Das Becken heben

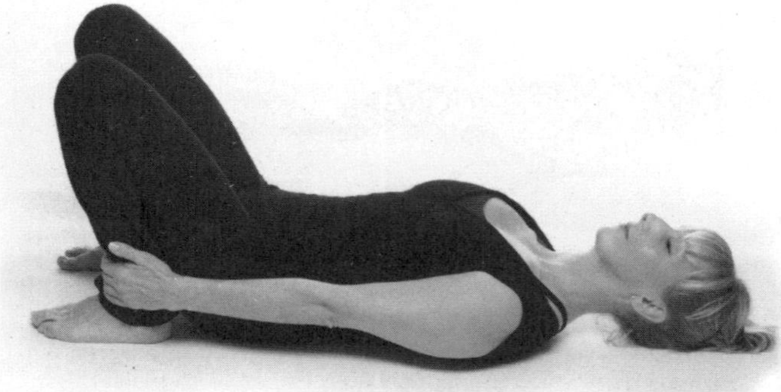

Legen Sie sich auf den Rücken, beugen Sie die Knie, und bringen Sie die Fußsohlen auf den Boden. Greifen Sie mit gestreckten Armen nach Ihren Füßen, und halten Sie Ihre Knöchel mit den Händen. Wenn Sie nicht bis an die Knöchel kommen, dann legen Sie die Hände mit nach unten gekehrten Handflächen auf den Boden, wobei die Finger in Richtung der Ferse zeigen.

Heben Sie nun das Becken Richtung Decke, wobei Sie den Hinterkopf auf dem Boden ruhen lassen, dehnen Sie dabei Brust und Unterleib. Atmen Sie einige Male tief und langsam durch die Nase ein und aus.

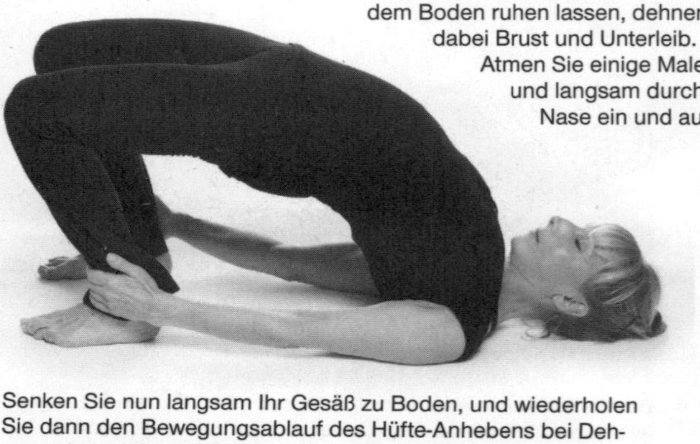

Senken Sie nun langsam Ihr Gesäß zu Boden, und wiederholen Sie dann den Bewegungsablauf des Hüfte-Anhebens bei Dehnung des mittleren Körperbereichs. Nach einigen langsamen, tiefen Atemzügen, legen Sie sich ganz auf dem Boden ab und strecken Sie die Beine.

5. Kobrastellung

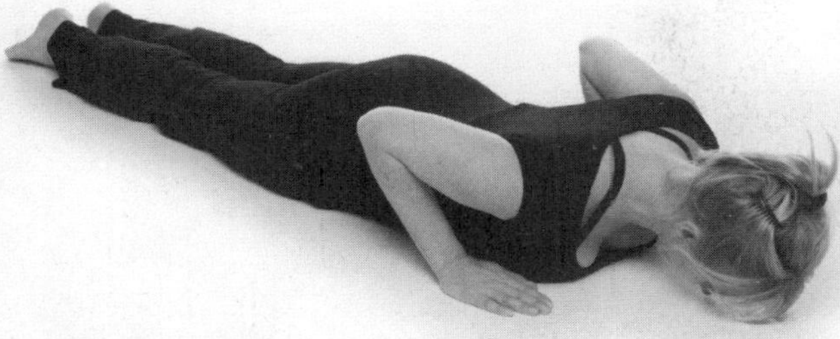

Legen Sie sich auf den Bauch, und platzieren Sie die Hände auf dem Boden unterhalb der Schultern. Heben Sie nun den Brustkorb vom Boden, und benutzen Sie dabei vornehmlich Ihre Rückenmuskeln. Geben Sie sich mit den Händen Unterstützung, während Sie einatmen.

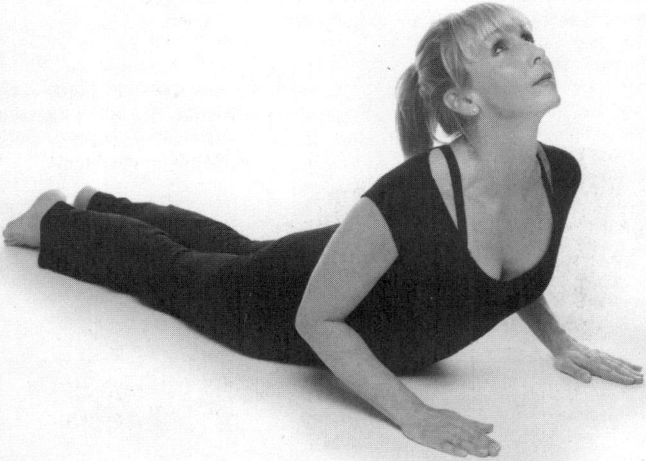

Dehnen und strecken Sie sich im Nacken und richten Sie sogar noch den Blick nach oben, als versuchten Sie, die Oberseite Ihres Kopfes zu sehen. Machen Sie einige langsame, tiefe Atemzüge, dann senken Sie langsam den Brustkorb wieder auf den Boden ab. Wiederholen Sie die Stellung einige Male.

6. Offene Drehposition

Legen Sie sich auf den Rücken, und strecken Sie beide Arme im rechten Winkel vom Körper weg.

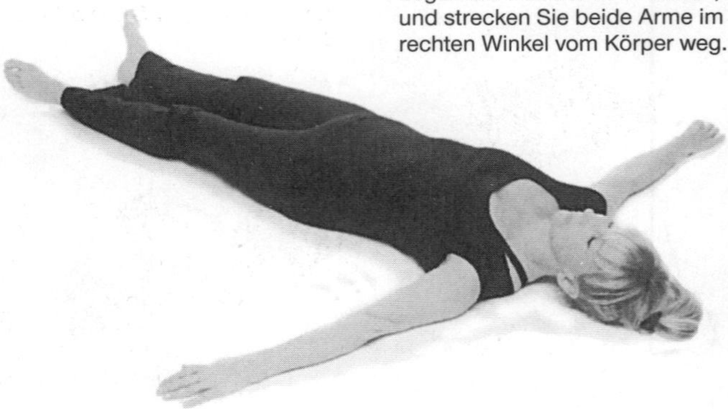

Beugen Sie das linke Knie, und bringen Sie den linken Fuß über das rechte Bein; legen Sie ihn auf den Boden rechts neben Ihr rechtes Knie. Während sich Ihre untere Wirbelsäule und Ihr Becken so nach rechts drehen, drehen Sie den Nacken nach links, und fühlen Sie die Dehnung in Ihrer Wirbelsäule. Machen Sie einige langsame Atemzüge, und überlassen Sie sich der Stellung mit jedem Ausatmen mehr.

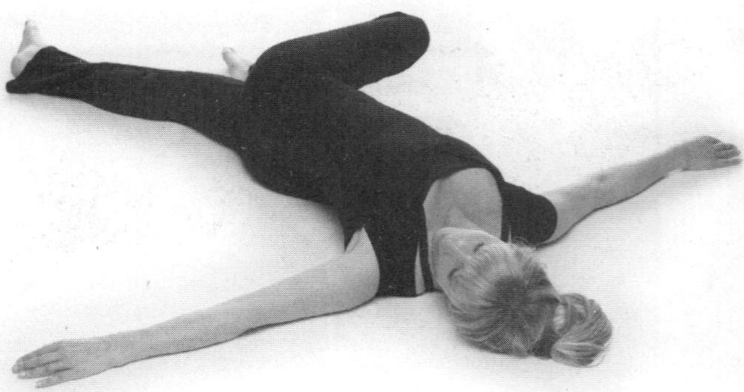

Kehren Sie in die mittlere Position zurück, beide Beine auf dem Boden.

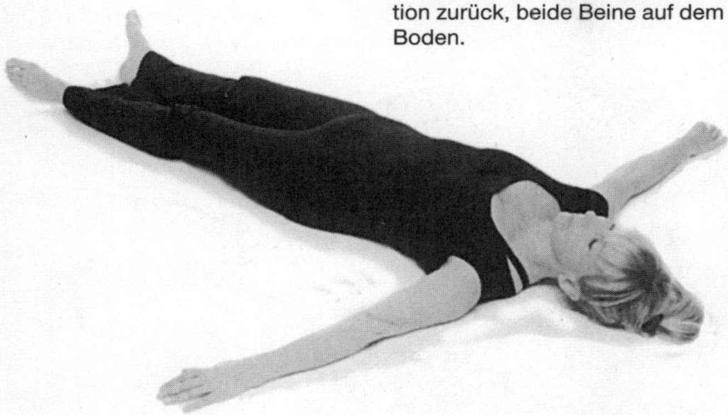

Beugen Sie nun das rechte Knie, und bringen Sie den rechten Fuß über das linke Bein neben das linke Knie. Während sich der untere Körperbereich nach links dreht, drehen Sie Ihren Kopf nach rechts, und fühlen Sie wiederum die Dehnung durch die ganze Wirbelsäule hindurch, während Sie langsam und tief atmen. Kehren Sie dann in die Ruhestellung mit auf dem Boden ausgestreckten Beinen zurück.

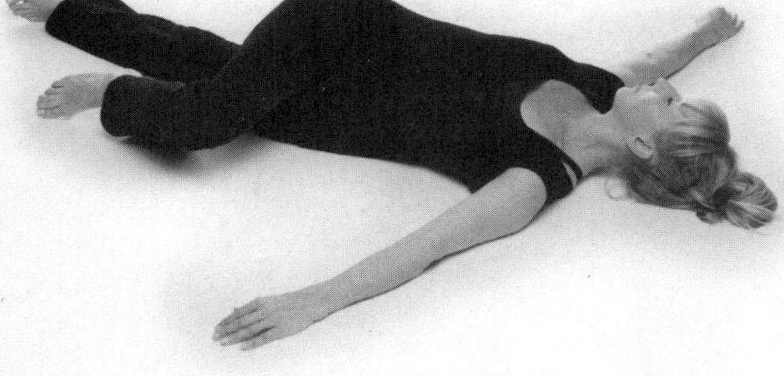

7. Kinderhaltung

Die letzte Stellung fördert das Gefühl von Sicherheit und Zentriertheit als Vorbereitung auf die innere Forschungsreise.

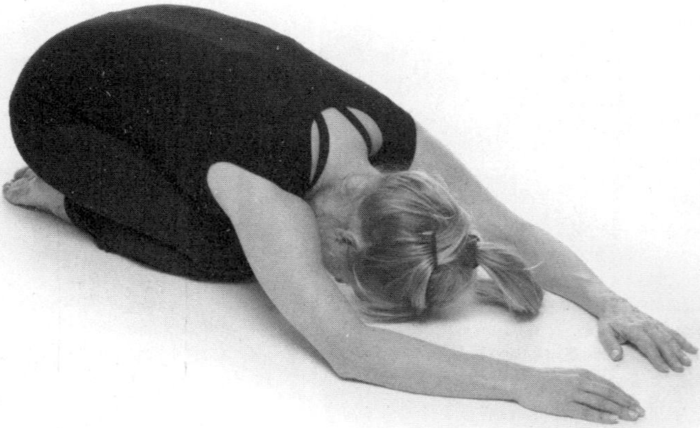

Bringen Sie, auf dem Bauch beginnend, die Knie bei geschlossenen Beinen und Knöcheln nach oben. Lehnen Sie sich nach vorne, wobei Sie sich langsam in der Taille beugen, bis der Brustkorb auf den Oberschenkeln ruht und Ihre Stirn den Boden berührt. Strecken Sie die Arme über den Kopf vor sich hin, und machen Sie einige langsame, tiefe Atemzüge.

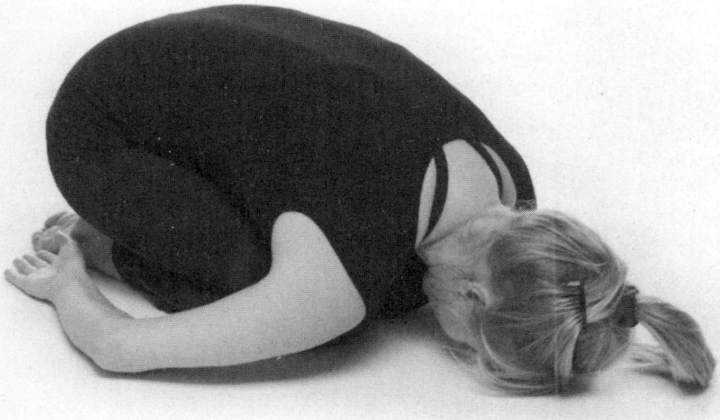

Nehmen Sie dann die Arme nach hinten zu Ihren Knöcheln, bis sie entlang Ihrer Beine zum Liegen kommen. Fühlen Sie die Bewegung Ihres Brustkorbs auf Ihren Knien, während Sie langsam und mit Achtsamkeit ein- und ausatmen. Bleiben Sie einige Minuten in dieser Position und achten Sie auf Ihre Gedanken und Gefühle.

Herzöffnende Atemübungen

Der nächste Schritt bei der Vorbereitung, das Herz von negativen emotionalen Rückständen zu reinigen, ist es, sich aufs engste mit der reinigenden Kraft Ihres Atems vertraut zu machen. Seit undenklichen Zeiten haben die Menschen in Kulturen auf der ganzen Welt Atemübungen benutzt, um ihre Achtsamkeit und Perspektive zu verändern. Von den uralten Pranayama Yoga-Atemtechniken Indiens bis hin zu Stanislav Grofs Holotropischer Atemarbeit – bewusstes Atmen fügt Ihren Heilungsintentionen verwandelnde Kraft hinzu.

Die Atmung bietet uns eine Pforte zwischen unseren bewussten und unbewussten Denk- und Verhaltensmustern. Tief liegende, primitive Zentren im Gehirn regulieren Rate, Rhythmus und Tiefe der Atmung und passen sie dynamisch an unsere veränderte Wahrnehmung und Interpretation der Welt an. Immer, wenn wir uns bedroht fühlen, werden unser Geist und Körper dazu aktiviert, entweder vor der wahrgenommenen Gefahrenquelle zu fliehen oder sie aggressiv anzugreifen. Unsere Atmung passt sich diesen Interpretationen spontan an, wobei sie sich an Veränderungen im neurologischen und hormonalen System und Kreislaufsystem anpasst, diese aber auch beeinflusst. Zumeist ist die intime Verbindung zwischen unserer Atmung, unserem Geist und unserem Körper automatisch. Wir müssen nicht auf unsere Atmung achten, damit sie funktioniert. Es ist, als ob das Universum ständig Herz-Lungen-Massage für uns betriebe.

Anders als viele automatische Funktionen unseres Körpers kann unsere Atmung jedoch bewusst kontrolliert werden. Wir lernen das als kleine Kinder, wenn wir die Luft anhalten, um eine Reaktion seitens unserer Eltern oder Geschwister hervorzurufen. Vielleicht haben Sie auch mit Hyperventilation experimentiert und festgestellt, dass diese einen benommen machen kann. Genauso wie die Aktivität von Geist und Körper die Atmung beeinflusst, ist auch das Gegenteil wahr – eine Veränderung der Atmung beeinflusst auch Geist und Körper.

Die Pforten freimachen

Arbeit mit der Atmung kann entspannend und belebend sein und dazu dienen, den Geist zu klären und das Herz zu öffnen. Versuchen Sie es mit diesen drei Techniken, und achten Sie auf die Gedanken in Ihrem Geist und die Gefühle in Ihrem Körper. Wenn Sie gegenwärtig schwanger sind, bei Ihnen Epilepsie diagnostiziert wurde oder wissen, dass Sie Herz-Lungen-Beschwerden haben, dann führen Sie diese Übungen sehr sanft aus. Wenn Sie sich irgendwie unwohl fühlen, während Sie diese Atemübungen vollziehen, dann hören Sie auf Ihren Körper und beenden Sie sie.

1. Bauchatmung

Setzen Sie sich bequem hin, und schließen Sie die Augen; legen Sie die Hände auf die Oberschenkel. Atmen Sie tief und rhythmisch durch die Nase ein und aus, und benutzen Sie dabei die Muskulatur von Zwerchfell und Unterleib.

Beginnen Sie mit einer Atmungsrate von ungefähr einem Atemzug pro zwei Sekunden (30 Atemzüge pro Minute). Nach ungefähr einer Minute verlangsamen und vertiefen Sie die Atmung so, dass Sie alle vier Sekunden einen Zyklus vollenden (15 Atemzüge pro Minute).

Verlangsamen Sie nach einer weiteren Minute die Atmung noch weiter, sodass Sie alle zehn bis fünfzehn Sekunden einen Atemzug vollenden. Erlauben Sie es Ihrer Atmung dann, zur normalen Geschwindigkeit zurückzukehren, und beobachten Sie Ihren Geist und Körper.

2. Strahlende Atmung

Diese Atmungstechnik verwendet starkes Ausatmen durch die Nase, gefolgt von passivem Einatmen durch den Mund.

Beginnen Sie damit, Ihre Hände in Gebetsposition zum Herzen zu bringen, wobei die gebeugten Ellbogen seitlich von Ihnen weg zeigen. Rotieren Sie beim Einatmen durch den Mund Ihre Ellbogen nach außen und wieder zurück, wobei Sie die Handflächen voneinander entfernen und die Brust öffnen.

Bringen Sie Ihre Hände wieder zusammen, während Sie kräftig durch die Nase ausatmen. Wiederholen Sie das zehn Mal, bei einer Rate von ungefähr einem Zyklus pro Sekunde. Es mag hilfreich sein, ein Taschentuch zur Hand zu haben, um sich die Nase putzen zu können.

Warten Sie fünfzehn Sekunden, und wiederholen Sie dann den Prozess, weiterhin durch den Mund ein- und die Nase ausatmend, dieses Mal für fünfzehn Atemzüge. Ruhen Sie nach Vollendung des Zyklus mit geschlossenen Augen, und beobachten Sie dabei Ihren Geist und Körper.

Machen Sie die dritte und letzte Runde nach weiteren fünfzehn Sekunden, und zwar einen Zyklus von zwanzig Atemzügen des Einatmens durch den Mund und des Ausatmens durch die Nase, während Sie Ihren Brustkorb durch die rotierende Bewegung Ihrer Arme ausdehnen und kontrahieren.

Nehmen Sie sich einige Momente, während derer Sie einfach nur die Gedanken in Ihrem Geist und die Gefühle in Ihrem Körper beobachten.

3. Rhythmische Atmung

Machen Sie diese intensivere Atemtechnik am Besten mit Partner; Sie können sie aber auch für kürzere Perioden allein ausführen. Diese Übung kann besonders dann eine starke Wirkung entfalten, wenn Sie emotional bewegende klassische Musik im Hintergrund laufen lassen (schauen Sie in die Anmerkungen im Anhang, um meine Vorschläge zu sehen).

> Fangen Sie damit an, sich in einer semi-fötalen Position auf den Boden zu legen. Legen Sie sich ein Kissen unter den Kopf und zwischen Ihre Beine, sodass Sie es wirklich bequem haben. Beginnen Sie nun, tief und rhythmisch durch den Mund ein, und auszuatmen, und zwar mit einer Rate von ungefähr einem Atemzug alle zwei Sekunden.
>
> Es ist ganz natürlich, dass Sie, wenn Sie mit dieser Geschwindigkeit weitermachen, eine leichte Trockenheit im Mund und Benommenheit verspüren. Wenn Sie anfangen, ein unangenehmes Kribbeln zu spüren, eine stärkere Benommenheit oder eine Versteifung der Muskeln, reduzieren Sie die Tiefe und Geschwindigkeit der Atmung. Diese physischen Symptome treten auf, wenn das Blut durch die Hyperventilation alkalisch wird; Unwohlsein ist ein Signal, die Übung zu verlangsamen oder zu beenden.
>
> Jedes Mal, wenn Sie das rhythmische Atmen üben, tun Sie das für etwa fünf Minuten. Achten Sie darauf, was in Ihrem Geist und Körper vor sich geht. Seien Sie besonders auf die Informationen aufmerksam, die auftauchen, nachdem Sie die Atemtechnik beendet und es Ihrem Körper erlaubt haben, sich zu entspannen. Es ist normal, dass in diesem Augenblick Erinnerungen und starke Gefühle an die Oberfläche kommen.

Wenn Sie diese drei Atemtechniken beendet haben, führen Sie eine zeitlang Tagebuch über die Erfahrung, die Sie gemacht haben. Schreiben Sie über Ihre Gedanken und Gefühle während jeder Übung, und stellen Sie jede Einsicht heraus, die Sie gewonnen haben könnten.

Meditation:
Die Wahrnehmung des Universalen im Personalen

Unsere Kämpfe im Leben entstehen aus einer Dissonanz, die zwischen unseren individualisierten Bedürfnissen und Sehnsüchten und der Entfaltung des Lebens, wie sie das Universum als angemessen betrachtet, besteht.

Die Versöhnung unserer Individualität mit unserer universellen Essenz ist die wahre Bedeutung einer spirituellen Suche. Dabei handelt es sich um ein großes Paradox, das nicht auf verstandesmäßiger Ebene geklärt werden kann, doch wie der französische Philosoph Blaise Pascal bemerkte: »[...] hat das Herz Gründe, von denen die Vernunft nichts wissen kann.« Durch die Weisheit des Herzens finden entgegengesetzte Werte ihre gemeinsame Wurzel jenseits der diskriminierenden Natur des Verstandes. Es ist das Wesen des Herzens, die Argumente, die Ihr Verstand möglicherweise erheben mag, um Konflikt oder Opposition zu rechtfertigen, zu ignorieren, wenn es die Möglichkeit eines Einswerdens erkennt.

Herzzentrierte Meditation kann Zuflucht vor emotionaler Verwirrung und eine Plattform sein, von der aus emotionaler Schmerz zugänglich und bearbeitbar wird. In dem Wissen, dass es eine innere Zufluchtsstätte der Harmonie und Ganzheit gibt, die das Leiden von Verlust, Enttäuschung, Betrug und Verletzung übersteigt, sind wir befähigt, den Dämonen, die unseren Frieden stören, ins Gesicht zu sehen und sie zu bezwingen.

Es gibt wohl so viele Meditationsstile wie Beförderungsmittel. Wenn eine Meditationstechnik Sie zu einem Ort stiller, innerer Reflexion führt, dann erfüllt sie ihren Zweck. Für manchen kann Spazierengehen diese wertvolle Zentrierung bringen. Bei anderen können das Hören klassischer Musik oder geführte Visualisierungen den turbulenten Geist beruhigen. Als jemand, der seit drei Jahrzehnten Meditation unterrichtet, bevorzuge ich im Allgemeinen Übungen, die so wenig Vorbereitungen und Utensilien wie möglich erfordern. Auch wenn mir der Wert von Aufzeichnungen und Biofeedback-Geräten bekannt ist, habe ich herausgefunden, dass Sie, wenn Sie die geringstmögliche Anzahl von Entschuldigungen haben, nicht meditieren zu können (z. B. habe meinen CD-Player vergessen, Batterien sind leer, das Headset funktioniert nicht usw.), am ehesten in den Genuss einer regelmäßigen Meditationspraxis kommen.

Das Meditieren lernen

Es gibt einige Fähigkeiten im Leben, die leicht zu lernen sind, aber anfangs eine gewisse Anleitung erfordern, und meiner Erfahrung nach ist Meditation eine dieser Fähigkeiten. Gerade so, wie verantwortungsbewusste Eltern ihrem Kind nicht einfach ein Buch darüber geben würden, wie man schwimmen oder Fahrradfahren lernt, lernt man Meditieren am Besten direkt und geführt. Das liegt nicht daran, dass Meditationsfähigkeiten schwer zu erwerben sind, sondern dass eine frühe Einführung eine lebenslang währende Kompetenz gewährleisten kann.

Aus diesem Grund haben wir im Chopra Center for Wellbeing ein Zertifizierungsprogramm für Meditation entwickelt, um ein weltweites Netzwerk an Lehrern aufzubauen, die dafür qualifiziert sind, in ihren Gemeinden Meditation zu unterrichten. (Um Kontakt zu einem approbierten *Primordial Sound Meditation*-Lehrer zu bekommen, konsultieren Sie bitte den Anhang am Ende des Buches.) Praktizieren Sie die folgende Atmungs-Achtsamkeits-Meditationstechnik, bis Sie in der Lage sind, eine formale Unterweisung durch einen qualifizierten Lehrer zu bekommen. Diese Technik ist leicht zu lernen und wird Ihnen zahlreiche heilende Segnungen auf Ihrem Pfad zur emotionalen Freiheit bescheren.

»Den Geist beruhigen« – Atmungsmeditation

Setzen Sie sich bequem hin, schließen Sie die Augen und nehmen Sie sich einige Augenblicke Zeit, um auf Ihren Körper zu hören. Wenn Sie feststellen, dass Sie in irgendeiner Muskelgruppe eine Spannung oder Belastung tragen, dann entspannen Sie bewusst diesen Teil Ihres Körpers, während Sie tief durch den Mund ausatmen.

Beobachten Sie nun einfach das Ein- und Ausströmen des Atems, ohne zu versuchen, es in irgendeiner Weise zu verändern. Nachdem Sie Ihren Atem für ungefähr dreißig Sekunden beobachtet haben, beginnen Sie im Stillen, mit jedem Einatmen das Wort Ich und beim Ausatmen das Wort Bin zu wiederholen. Das Wiederholen von Ich Bin sollte sanft und unbestimmt sein und ohne den Versuch, die Worte klar zu betonen, erfolgen.

Wenn Sie die Übung richtig ausführen, wird Ihre Aufmerksamkeit manchmal von Ihrer Atmung und den Worten *Ich Bin* abschweifen, wenn Ihr Geist sich Gedanken über die Vergangenheit oder Zukunft zuwendet. Immer wenn Sie feststellen, dass Ihre Aufmerksamkeit abgeschweift ist, kehren Sie sanft zu Ihrer Atmung und den Worten *Ich Bin* zurück. Fahren Sie damit für fünfzehn oder zwanzig Minuten fort, und nehmen Sie sich dann etwas Zeit, sich zu dehnen und zu bewegen, bevor Sie Ihre normalen Aktivitäten fortsetzen.

Viele Menschen unterliegen dem Missverständnis, sie könnten nicht meditieren, weil ihnen bei der Meditation ablenkende Gedanken kommen. Tatsächlich ist der einzige Hinweis dafür, dass Sie nicht korrekt meditieren, der, dass Sie sich anstrengen. Geben Sie zumindest für diese paar Minuten Ihr Bedürfnis auf, den Prozess zu kontrollieren, und sehen Sie einfach, was geschieht, wenn Sie lernen, loszulassen. Es gibt tatsächlich nur vier unterschiedliche Arten von Erfahrungen, die Sie während der Meditation machen können, und das sind alles solche, die dafür sprechen, dass Sie es richtig machen:

1. *Achtsamkeit auf die Atmung und die Worte Ich Bin.* Wenn Sie Ihre Aufmerksamkeit auf diese sich wiederholende Erfahrung richten, wird Ihnen das helfen, Ihre mentalen Turbulenzen zu beruhigen.

2. *Gedankenfolgen.* Manchmal werden die Gedanken scheinbar wichtige Einsichten bieten und manchmal eher trivial wirken. Oft werden Ihre Gedanken eine traumartige Qualität haben, und Sie werden sich ihren tatsächlichen Inhalt nicht mehr vor Augen rufen können. Es ist nicht wichtig, Ihre Gedanken auszuwerten. Kehren Sie stattdessen immer dann, wenn Sie feststellen, dass Sie denken, einfach mit der Aufmerksamkeit zu Ihrer Atmung und den Worten *Ich Bin* zurück.

3. *Schlaf.* Wenn Sie in letzter Zeit nicht genug Ruhe gefunden haben, kann es sein, dass Sie während der Meditation einschlafen. Leisten Sie diesem Bedürfnis keinen Widerstand. Wenn Ihr System Ruhe braucht, dann geben Sie ihm die Gelegenheit, die angesammelte Erschöpfung freizusetzen. Wenn Sie aufwachen, verbringen Sie noch fünf oder zehn Minuten in Meditation.

4. *Klarer Geist.* Es wird Zeiten geben, wo der Gedankenfluss Ihres Geistes versiegt und Sie ohne zu denken ein achtsames Gewahrsein erreichen. Dies ist ein Einblick in den ruhigen Raum

zwischen Ihren Gedanken, der üblicherweise von einem tiefen Gefühl physischer Entspannung begleitet wird. Die Erfahrung eines klaren Geistes in der Meditation beginnt, ein verstärktes Gefühl für die Wahrnehmung von Achtsamkeit im Wachzustand anzukurbeln. Diese Achtsamkeit eröffnet Ihnen die Möglichkeit zum bewussteren Treffen von Entscheidungen. Sie befähigt Sie, aus einem reflexartigen oder reaktiven Modus zu einem reflektierenden Antwortmodus zu gelangen. Mit dieser Plattform einer erweiterten Perspektive sind Sie in der Lage, emotionale Toxizität gestärkt zu identifizieren, zu mobilisieren und loszulassen.

Schritt zur Freiheit

Beginnen Sie noch heute damit, Ihren Körper zu bewegen. Legen Sie das Buch beiseite und machen Sie mindestens drei herzöffnende Stellungen. Ergänzen Sie diese durch eine oder mehrere der Atemtechniken, um sich zu energetisieren, und verbringen Sie zumindest ein paar Minuten in Meditation und dem Erleben der Stille und des inneren Friedens.

*

Emotionale Freiheit ist sowohl die Wurzel als auch die Frucht eines Lebens, das aus der Achtsamkeit des gegenwärtigen Moments gelebt wird. Das ist nur dann möglich, wenn all die Dimensionen Ihres Lebens unbelastet von den toxischen Rückständen von Erfahrungen der Vergangenheit sind. In diesem Zustand zu leben befähigt uns, unsere Vergangenheit zu benutzen, statt ihr zu gestatten, uns zu benutzen. Sie haben schon begonnen, die Kommunikationskanäle zwischen Ihrem Körper, Ihrer Atmung und Ihrem Geist durch herzöffnende Yogapositionen, belebende Atmungsarbeit und herzzentrierende Meditation zu öffnen. Lassen Sie uns nun den nächsten Schritt zur Heilung tun, indem wir die emotionale Toxizität aus Ihrer Vergangenheit, die Ihnen jetzt nicht mehr dienlich ist, aufzuschließen und zu identifizieren.

4.

Den Schleier lüften: Das Identifizieren der emotionalen Toxizität in Ihrem Leben

O Geist, verweile in dir selbst;
such nicht die Wohnstatt eines anderen.
Suchst du nur dort,
so sollst du alles finden, wonach du strebst.
Sri Ramakrishna

Es ist Ihr Geburtsrecht, ein Leben, das Sinn und Zweck hat, zu führen. Ob die Menschen in Ihrem Leben Ihre Inkarnation immer angemessen gefeiert haben oder nicht: Sie verdienen es, Ihre Existenz zu feiern. Es ist ein wesentlicher Schritt auf dem Weg zum freien Lieben, Erinnerungen und Überzeugungen, die Ihnen das Gegenteil unterjubeln wollen, zu identifizieren. Es ist wichtig, keine Zeit zu verschwenden, denn auch wenn die Feier des Lebens immer weitergeht, gilt Ihre Einladung zur Party nur für eine kurze Lebensspanne.

Wie Sie der wurden, der Sie sind

Wenn Sie sich auf dem Pfad zur emotionalen Freiheit weiterbewegen, ist es von entscheidender Bedeutung, dass Sie erkennen, wie Sie an dem Ort in Ihrem Leben herausgekommen sind, an dem Sie sich gerade befinden. Es wird Ihnen helfen, die prägenden Erfahrungen und Ereignisse aus Ihrer Vergangenheit zu identifizieren, da Sie so Ihre gegenwärtige Situation umfassender beurteilen können und die Achtsamkeit und das Verständnis gewinnen, die es Ihnen erlauben werden, aus tief sitzenden, unbewussten Gedankenmustern auszubrechen. Von diesem Ort emotionaler Freiheit und bewusster Achtsamkeit aus werden Sie in der Lage sein, das nächste Kapitel in Ihrem Leben freudvoller, liebeserfüllter und lohnender zu gestalten. So sagt es auch der uralte buddhistische Text Dhammapada: »Alles, was wir sind, entsteht durch unsere Gedanken. Mit unseren Gedanken erschaffen wir die Welt.« Wenn Sie als Resultat vergangener Erfahrungen einen ständigen inneren Dialog am Laufen haben, der Ihnen Liebe verweigert, dann ist es Zeit, sich dies wirklich bewusst zu machen und eine neue Konversation zu beginnen.

Es ist wichtig, zu verstehen, wie Sie zu einem Selbstgefühl kommen können, wenn Sie ein neues erschaffen wollen, das emotionale Freiheit und physisches Wohlbefinden unterstützt. Wenn Sie die vier primären Eigenschaften des Geistes kennen, wird Sie das befähigen, sich bewusst aus dysfunktionalen Gedanken- und Gefühlsmustern herauszubewegen. Die vier Funktionen des ichhaften Geistes sind:

1. Erfassen
2. Bezeichnen
3. Bewerten
4. Identifizieren

Unser Geist *erfasst*, während wir unser Leben führen, beständig Erfahrungen, auf die wir durch unseren Sinnesapparat aufmerksam werden. Tatsächlich erfassen wir nur einen winzigen Prozentsatz der Ereignisse, die um uns herum geschehen, was positiv ist, da wir ohne Filter beständig von der unaufhörlich heranbrandenden Quantensuppe von Energie und Information, die uns umgibt, überschwemmt würden.

Sobald wir einer Erfahrung gewahr werden, *benennen* wir den Sinneseindruck sofort, indem wir auf den Speicher unseres Gedächtnisses zugreifen. Sie sehen ein vierbeiniges Geschöpf mit wedelndem Schwanz, und Ihr Geist produziert das Wort *Hund*. Bei einem verfeinerten Vokabular könnte Ihr Geist das Wort *Rottweiler* produzieren. Sehen Sie sich um, und achten Sie darauf, wie Ihr benennender Geist sofort jedem Objekt, auf das Sie Ihre Aufmerksamkeit richten, ein Wort zuordnet – *Telefon, Kerze, Tür, Pflanze* usw. Der Geist benutzt denselben Prozess, um Handlungen und Ereignisse zu benennen, zum Beispiel *Atmen, Lächeln* oder *Schlafen*. Der benennende Geist ordnet jedes Objekt einer Schachtel Ihres Vokabulars zu, um sein Gefühl, es mit Bekanntem zu tun zu haben, zu verstärken.

Der *bewertende* Aspekt des Geistes beurteilt jede Erfahrung entweder als wünschenswert oder als nicht wünschenswert. Das primäre Kriterium, das wir zu dieser Beurteilung von »gut« und »schlecht« heranziehen, ist, ob das, was wir wahrnehmen, unsere Perspektive auf die Welt bestärkt oder nicht. Wenn es das tut, bezeichnen wir es als »positiv«. Wenn wir feststellen, dass etwas mit unserem Standpunkt in Konflikt steht, nennen wir es »negativ«.

Unsere früheren Erfahrungen mit Rottweilern beeinflussen unsere gegenwärtigen Bewertungen. Wenn Sie beispielsweise mit einem liebevollen Rottweiler als Haustier aufgewachsen sind, dann wird Ihre Einschätzung der Lage wahrscheinlich positiv sein, wenn Sie im Park einen ohne Leine herumlaufen sehen. Wenn allerdings Ihre Nachbarn einen Rottweiler hatten, der Sie immer angebellt hat, wenn Sie an ihrem Haus vorbeigegangen sind, kann es sein, dass sie denselben freilaufenden Hund negativ bewerten.

Das letzte Stadium von *Identifikation* oder *Besitzerschaft* legt fest, ob Sie die Erfahrung, die Glaubensvorstellung, das Gefühl, das Ding oder die Beziehung zu der *Ihren* machen. Akzeptieren

Sie sie, oder verweigern Sie sich ihr? Wird sie zu einem Teil von Ihnen? Erfahrungen, die mit Ihrem etablierten Selbstgefühl resonieren, werden mit größerer Wahrscheinlichkeit verdaut und so zu einem Teil von Ihnen; diejenigen, auf die das nicht zutrifft, werden mit größerer Wahrscheinlichkeit ignoriert, verworfen oder gefiltert.

Um besser zu verstehen, wie der mentale Prozess des Registrierens, Benennens, Bewertens und Identifizierens sich im täglichen Leben auswirkt, betrachten wir das Szenario, wie Sie jemandem bei der ersten Verabredung gegenübertreten. Vom ersten Moment der Verbindung an beginnen Sie, durch Ihre Sinne Informationen zu registrieren, und bei jedem Sinneseindruck verwenden Sie eine Bezeichnung und nehmen eine Bewertung vor. Frisur: Mag ich; Kleidungsstil: Mag ich nicht; tiefe Stimme: Mag ich; Parfüm: Mag ich nicht; Essensbestellung: Mag ich; etc. An einem bestimmten Punkt der Begegnung treffen Sie eine Festlegung, ob Sie die betreffende Person nun in Ihr Leben integrieren möchten oder nicht. Werden Sie sie wiedersehen? Laden Sie sie nochmal in Ihre Wohnung ein? Werden Sie intim werden? Werden Sie glücklich sein bis ans Ende Ihrer Tage?

Natürlich durchläuft jede Person diese Stadien mit unterschiedlicher Geschwindigkeit, die jeweils von ihrem psychologischen Wesen und dem potentiellen »Objekt« der Akquisition abhängt. Jemand mag eine spontane Entscheidung beim Kauf eines Autos treffen, wenn dieses ihm gefällt (und er glaubt, dass es sein Selbstbild verstärkt), aber sich lange Zeit lassen, bevor er sich auf eine Beziehung einlässt. Jemand anderes mag sich schnell, auf den sprichwörtlichen ersten Blick verlieben, aber sich tagelang mit der Frage abquälen, welches Paar Schuhe er kaufen soll.

Wenn Sie die Kernelemente untersuchen, die Ihr Selbstbild ursprünglich erschaffen und dann verstärkt haben, erlaubt Ihnen das, bewusster festzulegen, wie neue Erfahrungen Ihr Selbstgefühl beeinflussen sollen. Letztendlich ist es eine Wahl, was Sie unter Ihre emotionale Haut lassen wollen. Je besser Sie Ihre emotionalen Grenzen erkennen können, desto erfolgreicher werden Sie beim Treffen von Entscheidungen sein, die Sie stärken und gleichzeitig der Toxizität die Tür weisen.

Frühe Familienmuster

Unser Selbstgefühl und die Schablone sowohl für unsere bewussten und unbewussten Reaktionen auf Situationen, Umstände und Menschen werden früh in unserer Entwicklung geformt. Unsere Persönlichkeit entwickelt sich zu einem substantiellen Bestandteil dann, wenn wir lernen, welche Aspekte unserer fundamentalen Natur wir ausdrücken oder unterdrücken müssen, damit unsere Bedürfnisse erfüllt werden. Von Geburt an haben wir alle grundlegende emotionale Bedürfnisse nach Aufmerksamkeit, Zuneigung, Anerkennung und Sicherheit. Als Kinder bekommen wir implizit und explizit beigebracht, welche Qualitäten, Wesenszüge, Glaubensvorstellungen und Verhaltensweisen uns helfen werden, unsere Bedürfnisse erfüllt zu bekommen.

Wenn Sie in einer Bankiersfamilie aufwachsen und ein natürliches Talent für Kunst an den Tag gelegt haben, haben Sie möglicherweise keine Aufmerksamkeit oder Bestätigung für Ihr Talent erhalten. Vielleicht haben Ihre Eltern sogar offen Ihr Interesse für Kunst als leichtfertig gegenüber dem »ernsten Geschäft« des Bankenwesens kritisiert. Vielleicht wurde Ihr Talent erstickt, weil Sie die implizite Lektion, das Betreiben von Kunst würde Ihr Bedürfnis nach Aufmerksamkeit, Bestätigung, Zuneigung und Sicherheit nicht stillen, internalisiert haben.

Andererseits wurden vielleicht Ihre athletischen Fähigkeiten in einer Familie, die künstlerische Tätigkeiten schätzte, nicht genug gefördert. Oder vielleicht waren Ihre Eltern große

Sportenthusiasten und haben so Ihr Interesse an englischer Literatur in nur geringem Maß unterstützt.

Im Allgemeinen assoziieren wir die Gefühle, die entstehen, wenn unsere Bedürfnisse gestillt werden, mit den Glaubens- und Wertvorstellungen derer, die sie erfüllen. Mit anderen Worten fangen wir an zu glauben, dass die Werte unserer Eltern oder Bezugspersonen die richtigen sein müssen, weil sie von den Menschen vertreten werden, die unsere Bedürfnisse stillen. Mit der Zeit machen wir diese Glaubensvorstellungen zu unseren eigenen.

Jeder von uns hat Charakterzüge, die zum Ausdruck zu bringen uns wenig Schwierigkeiten bereitet, und andere, die wir lieber begraben lassen. Wir erheben Anspruch auf die Charakterzüge und Überzeugungen, von denen wir gelernt haben, dass sie wertvoll sind, und verleugnen die, deren Wertlosigkeit man uns beigebracht hat. Erstere werden ein wesentlicher Bestandteil unseres Ich oder bewussten Selbstbildes, wohingegen letztere in unserem unbewussten oder »Schatten«-Selbst versteckt werden.

Die Menschen identifizieren sich über die Eigenschaften und Überzeugungen, von denen sie akzeptiert haben, dass sie für sie gelten. Wenn man eine durchschnittliche Person bittet, zu definieren, wer sie ist, dann wird diese erzählen, woran sie die meiste Zeit denkt. Das lässt sich zumeist in die Positionen, Besitztümer und Beziehungen und Vorstellungen übersetzen, mit denen sie sich identifiziert. Wenn jemand sagt: »Ich bin Rechtsanwalt«, dann meint er: »Ich verbringe den Großteil meiner Zeit damit, über die Rechtsfälle nachzudenken, die ich vertrete.« Wenn eine Frau sagt: »Ich bin Mutter«, ist damit impliziert: »Der Löwenanteil meines Tages geht dafür drauf, dass ich an die Schule, das Essen, die Kleidung, Wäsche und das Wohlbefinden meiner Kinder denke.« Wenn jemand erklärt: »Ich bin Demokrat« oder: »Ich bin Republikaner«, deutet er damit an: »Ich investiere den Großteil meiner Gedanken dafür, dass ein Politiker gewählt wird, der meine Überzeugungen zur Rolle der Regierung im Leben der Menschen teilt.« Wenn jemand sagt: »Ich bin evangelischer Christ« oder: »Ich bin Sunnit«, definiert er sich in Begriffen einer Kernmenge von Ideen, mit denen sich sein Geist beschäftigt und die er für wahr hält.

Zentrale Charakteristika

Gerade so, wie wir uns über unsere Rollen und Überzeugungen definieren, wird unsere Identität auch von tief liegenden Annahmen über unsere wesentlichen Charakteristika oder zur Frage, wer wir sind, festgelegt. Obwohl diese Besitzerklärungen hinsichtlich unserer wesenhaften Eigenschaften für gewöhnlich recht gut verborgen sind, trägt doch jeder von uns ein Inventar von Glaubenssätzen über sein Selbst mit sich herum, das das Feedback repräsentiert, das er sein Leben über bekommen hat.

Beispielsweise könnte eine Frau aufgrund früher Konditionierungen glauben (und dies auch in die Welt ausstrahlen), dass sie gut gebaut, intelligent, charmant und stark ist. Wenn dieselbe Frau in einem anderen Umfeld aufgewachsen ist, könnte es stattdessen sein, dass sie glaubt, zu groß, geschwätzig, verkopft und aggressiv zu sein. Was im einen Kontext Selbstvertrauen ist, mag im anderen als Arroganz interpretiert werden. Was im einen Setting Bescheidenheit ist, mag im anderen als Furchtsamkeit interpretiert werden. Kurz: Die *Glaubensvorstellungen*, die wir über unsere zentralen Charakteristika entwickeln, haben einen wesentlich größeren Einfluss auf unser Selbstgefühl als diese Charakteristika selbst.

Wenn Sie während der Jahre Ihrer Entwicklung beständig Nachrichten gesendet bekommen haben, die Sie abgewertet haben, dann sind diese negativen Urteile mittlerweile in Ihre Identität eingewoben. Wenn Kindern gesagt wird, dass sie nichtsnutzig, fett, dumm, laut, lästig oder ungeschickt sind, ist es für sie äußerst schwierig, sich diese Überzeugungen nicht zu eigen zu machen, weil ihre emotionalen Grenzen sich erst entwickeln und daher noch porös sind. Eltern und Bezugspersonen, die Probleme mit ihrem Selbstwert haben, werden solche unangenehmen Charakterzüge oft verleugnen und sie auf Familienmitglieder projizieren. Es ist oft leichter, bestimmte Wesensmerkmale an anderen als an sich selbst zu sehen. Die Verteidigungsmechanismen des Ego schützen seine Fähigkeit, ein Gefühl der eigenen Bedeutsamkeit und des Selbstmitleids aufrechtzuerhalten.

Eltern, die unerreichbar hohe Erwartungen an ihre Kinder richten, können ebenfalls Schaden anrichten. Wenn man von Ihnen als Kind erwartet hat, stets der beste Schüler, der Supersportler und auch ansonsten in jeder Hinsicht perfekt zu sein, dann hat möglicherweise Ihre Unfähigkeit, diese Ziele lückenlos zu erreichen, zu diesem Gefühl der Minderwertigkeit beigetragen. Selbst wenn Ihre Eltern geglaubt haben, dass sie Ihnen halfen, Ihr volles Potential auszuschöpfen, haben sie ein Umfeld erzeugt, in dem Sie, egal wie gut Sie waren, sich nie gut *genug* gefühlt und somit einen tief sitzenden Glauben von Ungenügen entwickelt haben.

Die eigenen Entscheidungen betrachten

Als Ergebnis dieser früh unterbewusst internalisierten Überzeugungen von unseren zentralen Eigenschaften und Werten üben wir Verhaltensweisen aus und legen Charakteristika an den Tag, die unser Selbstbild verstärken. Auf die eine oder andere Art verkündet jede Entscheidung, die wir treffen, der Welt gegenüber, was wir für wahr halten und wie wir uns selbst sehen. Denken Sie an die Entscheidungen, die Sie heute getroffen haben, seit Sie aufgestanden sind: Das Shampoo, das Sie benutzt haben, um sich die Haare zu waschen, Ihre Zahnpastamarke, die Frühstücksflocken, die Sie gegessen haben, und der Radiosender, den Sie auf dem Weg zur Arbeit gehört haben, spiegeln Ihr Identitätsgefühl wieder und verleihen ihm Ausdruck. Die Leute, mit denen Sie sich umgeben, die Orte, die Sie aufsuchen, und die Transportmittel, die Sie verwenden, um dorthin zu kommen, verkünden der Welt Ihre Glaubenssätze und Wertvorstellungen. Das Selbstgefühl des Besitzers eines Hummer, der zu einem Footballspiel fährt, sendet eine andere Botschaft als die eines Priusfahrers, der zu einer Wohltätigkeitsveranstaltung einer Gesellschaft für Menschenrechte fährt. Achten Sie darauf, wie Ihr bewertender Geist spontan aktiv wird, wenn Sie diese Zeilen nur lesen. Trotz jeder Debatte, auf die Sie sich vielleicht einlassen würden, warum Ihre Entscheidung besser ist als die von jemand anderem, ist Ihr ichhafter Geist doch in der Lage, seinen Standpunkt in ein rationales Gewand zu kleiden, weil dieser von seinem Selbstbild stammt und dieses verstärkt.

Schritt zur Freiheit

Achten Sie die nächsten vierundzwanzig Stunden auf die Tendenz Ihres Geistes, jede Erfahrung, die Sie machen, zu benennen und zu bewerten. Beispielsweise erfahren Sie beim Hören des morgendlichen Wetterberichts, während Sie sich anziehen, dass es warm und sonnig werden wird. Da das mit Ihrem Plan zusammenpasst, sich mit einem Freund in einem Café im Freien zum Frühstück zu treffen, nennen Sie diesen Bericht »positiv«. Als Sie dann losfahren, um Ihren Freund zu treffen, geraten Sie in einen Verkehrsstau. Da diese Verzögerung Ihren Bedürfnissen entgegengesetzt ist, nennt Ihr Geist das »negativ«. Während Sie nach einer Verkehrsmeldung suchen, stoßen Sie auf eine lokale Radiosendung. Ein Reporter interviewt einen Politiker, der seine Glaubenssätze über das Militär zum Ausdruck bringt. Ihre Ansichten weichen von denen des Politikers stark ab, und daher nennen Sie dies »negativ«. Sie schalten auf einen Radiosender um, der Ihr Lieblingslied spielt, und Ihr Geist nennt es »positiv«.

Beobachten Sie während Ihres Tagesablaufs, wie Ihr Zustand von Ihrer gnadenlosen Beurteilung von Situationen, Umständen, Menschen und Ereignissen beeinflusst wird, über die Sie nur beschränkte oder gar keine Kontrolle haben.

Achten Sie auf Ihre Tendenz, zu urteilen, und schauen Sie, *ohne den Richtenden zu richten*, ob Sie anerkennen können, dass Sie eine bestimmte Perspektive unter vielen auswählen können. Wenn Sie Ihren richtenden Geist beobachten und sich andere mögliche Perspektiven vor Augen führen, wird Sie das befähigen, flexibler und weniger frustriert zu sein, wenn Sie sich im Laufe des Tages verschiedenen Standpunkten gegenübersehen.

Eintauchen ins Innere

Unsere Kernüberzeugungen treiben unsere Gedanken, Gefühle und Entscheidungen an. Wenn diese Glaubensvorstellungen unserem bewussten Geist nicht zugänglich sind, lenken Sie unser Leben, ohne es uns zu ermöglichen, seine Grundannahmen in Frage zu stellen. Wie ein Puppenspieler, der hinter einem Vorhang an unseren Fäden zieht, zwingen uns diese unterbewussten Überzeugungen, auf eine Art zu fühlen, zu sprechen und zu handeln, die mit den Grundannahmen vereinbar sind, selbst wenn sie nicht mit dem konsistent sind, von dem

Ihr bewusster Geist Ihnen sagt, dass es Ihnen größeres Glück, Liebe und Wohlbefinden bringen wird. Um diese verborgenen Vorstellungen und Geschichten aus dem Schatten hervorzuholen, begeben wir uns in einen Prozess der intuitiven Selbstreflexion.

Zuerst ist es nötig, sich selbstentehrender Charakteristika, Züge und Eigenschaften gewahr zu werden, denen Sie ganz unnötigerweise Macht über sich gegeben haben. Jedes Kind verdient bedingungslose Liebe und Akzeptanz, aber leider werden viele dieses Geburtsrechts beraubt. Verwirrte Eltern, Geschwister und Gleichaltrige projizieren ihren Schmerz und ihr Leiden, und die Kinder erfahren den Kollateralschaden in diesen versteckten Kriegen. Diese schmerzgetriebenen Geschosse graben sich in die Herzen und den Geist der Menschen in Form von Missverständnissen und falschen Glaubensvorstellungen ein. Sie müssen diesen Schleier lüften, wenn Sie sich von diesen toxischen Eindrücken befreien wollen und sie dazu in Ihr waches Bewusstsein bringen. Dafür sind drei Elemente vonnöten: 1. Sensorischer Rückzug, 2. Heraufbeschwörendes Fragen und 3. Körperbewusstsein.

1. Sensorischer Rückzug

In Kapitel 2 habe ich den Begriff des Ama eingeführt, der sich auf nicht verdaute Rückstände vergangener Erfahrungen bezieht. Den Prinzipien des Ayurveda zufolge verfügen biologische Wesen über die angeborene Absorptionskraft des Agni, die es uns erlaubt, die Erfahrungen in unserem Leben zu assimilieren. Wenn eine Erfahrung unsere Verdauungsfähigkeit übersteigt, speichern wir die Rückstände in unserem Körper und in unserem Geist. Mit der Zeit blockieren diese angehäuften Rückstände vergangener Erfahrungen unsere Fähigkeit, uns das, was jetzt in der Gegenwart geschieht, voll anzuverwandeln.

Um Zugang zum Prozess des Loslassens von emotionalem Ama zu bekommen und ihn so auch gleich zu beginnen, müssen wir das Einströmen neuer Erfahrungen reduzieren, sodass unser Agni darauf gelenkt werden kann, die Reste zu verdauen. Sie können dieses Prinzip auf physischer Ebene verstehen, wenn Sie überlegen, wie eine fettabbauende Diät uns befähigt, Körperfett zu verbrennen, das vom Übermaß in der Vergangenheit stammt.

2. Heraufbeschwörendes Fragen

Ihr Herz sehnt sich danach, frei von seinen Bürden zu sein, und wird den unverdauten Schmerz, die Enttäuschungen, den Verrat, Missbrauch und die Vernachlässigung der Vergangenheit, die seine Freiheit zum Lieben blockieren, bereitwillig loslassen, wenn Sie ihm die Gelegenheit dazu geben. Der Prozess, Zugang zu unverdauter emotionaler Toxizität zu gewinnen, beinhaltet es, die richtigen Fragen zu stellen und auf die Antworten Ihres Herzens zu hören. Die Antworten sind in Ihnen. Sie müssen einfach nur Ihren Geist beruhigen und auf die Antworten hören, die Sie zu der Liebe und dem Glück führen werden, die Sie verdienen.

Wenn Sie bereit sind, die Schritte zum Befragen Ihrer selbst zu tun, dann suchen Sie sich einen angenehmen Ort, wo man Sie nicht stören wird. Wenn möglich, nehmen Sie sich eine Stunde für diese Übung Zeit. Schalten Sie das Telefon aus, lassen Sie Ihre Kinder bei Ihren Eltern, und sorgen Sie dafür, dass es Ihren Haustieren an nichts fehlt, sodass sie nicht an Ihrer Tür kratzen oder nach Ihrer Aufmerksamkeit bellen. Planen Sie es ein, diese Zeit in Stille zu erleben. Sehen Sie diesen Prozess als Verführung durch Ihr inneres Selbst an. Je geschützter und angenehmer Sie sich den Raum dafür gestalten können, desto leichter wird es sein, sich mit diesen verborgenen Aspekten Ihres Selbst vertraut zu machen.

Legen Sie eine entspannende Musik auf, zünden Sie ein paar Kerzen an, und versprengen Sie etwas beruhigendes Duftöl. Machen Sie erst ein paar Minuten die herzöffnenden Yogapositionen und die Atemübungen, die im letzten Kapitel vorgestellt wurden. Dann setzen Sie sich in einen bequemen Sessel oder auf ein Kissen am Boden, und nehmen Sie sich nochmals zehn Minuten, um Ihren Geist mit einer Meditationstechnik zu beruhigen. In diesem ruhigen Raum werden Sie beginnen, die Fragen zu stellen, die Ihr Herz heilen können.

Das Identifizieren toxischer Züge

Setzen Sie sich bequem hin, und machen Sie ein paar langsame, tiefe Atemzüge. Verankern Sie Ihre Aufmerksamkeit in Ihrem Herzen. Und nun stellen Sie sich die schwierige Frage:

Was stimmt nicht mit mir?

Obwohl wir einen Großteil unseres Lebens damit zubringen, die Antworten auf diese Frage zu verschleiern und zu unterdrücken, ist dies Ihre Gelegenheit, Zugang zu ihnen zu gewinnen. Sie tragen negative Urteile über sich selbst mit sich herum, weil Sie die Meinungen anderer als legitim akzeptiert haben. Es ist an der Zeit, deren Gültigkeit in Frage zu stellen. Um Ihnen zu helfen, in diesen Prozess einzutreten, sehen Sie sich folgende Liste von Merkmalen an, die meine Klienten über die Jahre mit mir geteilt haben, und schauen Sie, welche in Ihnen eine emotionale Reaktion provozieren.

Physische Merkmale	
Ich bin zu dick.	Ich bin zu dünn.
Ich bin zu klein.	Ich bin zu groß.
Ich bin zu dunkel.	Ich bin zu blass.
Mein Haar ist zu lockig.	Mein Haar ist zu struppig.
Mein Haar ist zu glatt.	Meine Zähne sind zu groß.
Meine Zähne sind verdreht.	Meine Nase ist zu groß.
Meine Ohren stehen ab.	Meine Hände sind hässlich.
Meine Füße sind hässlich.	Mein Bauch steht vor.
Mein Hintern ist zu groß.	Mein Körper ist zu gerade.
Meine Brüste sind zu groß.	Meine Brüste sind zu klein.
Ich habe Cellulitis.	Meine Oberschenkel sind fett.
Ich bin unkoordiniert.	Mein Penis ist zu klein.
Ich habe unangenehmen Mundgeruch.	Ich habe unangenehmen Körpergeruch.
Ich habe schlechte Haut.	Ich habe ein Babygesicht.
Ich bin langsam.	Ich kann nicht stillsitzen.

Mentale und persönliche Charakteristika	
Ich bin dumm.	Ich bin grob.
Ich bin neunmalklug.	Ich bin egoistisch.
Ich bin ein Streber.	Ich bin langweilig.
Ich habe kein Stilgefühl.	Ich bin verdorben.
Ich bin unhöflich.	Ich bin unsicher.
Ich bin zimperlich.	Ich laufe immer der Masse nach.
Ich bin bedürftig.	Ich bin verrückt.

Ich bin ängstlich.	Ich bin nutzlos.
Ich bin inkompetent.	Ich bin ein hoffnungsloser Fall.
Ich klammere.	Ich bin ein Verlierer.
Ich bin nicht vertrauenswürdig.	Ich bin ein Lügner.
Ich bin arrogant.	Ich bin kritisch.
Ich bin verklemmt.	Ich bin faul.
Ich bin sarkastisch.	Ich bin wertlos.
Ich werte.	Ich bin ein Fehler.
Ich bin außer Kontrolle.	Ich bin ein Ärgernis.
Ich bin ein Controlfreak.	Ich bin laut.
Ich bin pathetisch.	Ich habe kein Talent.
Ich bin widerlich.	Ich bin zurückhaltend.
Ich bin narzisstisch.	Ich bin achtlos.
Ich bin gemein.	Ich gebe zu leicht nach/ gerate zu leicht außer mir.

3. Körperbewusstsein

Toxische Emotionen und Glaubenssätze haben sowohl psychische wie auch physische Komponenten. Um das emotionale Ama, das Sie mit sich herumtragen, zur Gänze zu identifizieren, müssen Sie sowohl die Beihilfe Ihres Geistes wie auch Ihres Körpers haben. Wenn Sie die verschiedenen hinderlichen Überzeugungen und Eigenschaften, die Sie vielleicht internalisiert haben, betrachten, achten Sie auf die Gefühle in Ihrem Körper. Die von Ihrem Körper erzeugten Gefühle sind wie Signalfeuer, die darauf hinweisen, dass es eine vergrabene Erinnerung oder eine Glaubensvorstellung gibt, die entdeckt sein will. Wenn Sie Ihren Körper spüren, während Sie auf Ihren Geist hören, wird das dafür sorgen, dass Sie Zugang zu den toxischen

Rückständen vergangener Erfahrungen gewinnen, sodass Sie auf dem Pfad zur Heilung Ihres Herzens und Ihres Körpers weiter vorankommen.

Das Verarbeiten des Inventars

Nehmen Sie Ihre Aufzeichnungen und die Liste mit der Hauptreihe negativer Merkmale, die Sie internalisiert haben, zur Hand. Es sollte leicht für Sie sein, mindestens sieben negative Eigenschaften zu identifizieren, die Sie sich zu eigen gemacht haben. Mit Zeit und Achtsamkeit wird es Ihnen nicht schwerfallen, Dutzende festzustellen. Die beste Einstellung, um an diesen Prozess heranzugehen, ist es, zu verstehen, dass für jede negative Eigenschaft, die wir als wahr akzeptiert haben, sich eine positive Möglichkeit direkt unter der Oberfläche versteckt. Ganz ähnlich versteckt sich für jede positive Eigenschaft, die wir als wahr akzeptieren, eine negative im Schatten.

Wenn wir unsere lichte und unsere dunkle Seite akzeptieren, dann schwächt uns das nicht; vielmehr verleiht es unserem Wesen Ganzheit.

Wenn Sie die selbstverneinenden Glaubenssätze, die Sie verinnerlicht haben, identifizieren konnten, dann bringen Sie sie in eine Rangfolge und fangen Sie bei der verstörendsten Eigenschaft an, die Ihnen Schmerz verursacht hat. Vielleicht finden Sie sich mit etwas in der Art wieder:

1. Ich bin eine Schlampe.
2. Ich bin nutzlos.
3. Ich bin hässlich.
4. Ich bin ein Parasit.
5. Ich bin eine Idiotin.
6. Ich bin selbstzentriert.
7. Ich bin nicht liebenswert.

Denken Sie nun über die Geschichten nach, die diese Eigenschaften widerspiegeln und die Sie um diese Qualitäten gewoben haben. Wenn Sie die Geschichten anerkennen, beginnen Sie, sich aus dem unbewussten Klammergriff zu lösen, in dem sie Sie halten. Nur so können Sie die Freiheit gewinnen, Glück, Vitalität, Liebe, Sinn und Frieden in Ihrem Leben zu erfahren.

Fangen Sie mit dem ersten Merkmal auf Ihrer Liste an, und stellen Sie sich folgende Fragen, die Ihnen helfen sollen, die Wurzeln und Verzweigungen der Charakteristika, die Sie sich zu eigen gemacht haben, zu erkennen. Schreiben Sie einige Absätze zu jeder Antwort, und rufen Sie sich vor Augen, woran Sie sich zu dieser Wunde erinnern.

1. Wann habe ich es das erste Mal gehört, dass ich so bezeichnet wurde? Wer hat mich so genannt, und was weiß ich über den, der mich da gequält hat?

2. Was ist in meinem Leben passiert, als ich so genannt wurde?

3. Wie hat diese Bezeichnung mein Gefühl für mich selbst und meine Beziehungen beeinflusst?

4. Wie hat dieses Merkmal meine psychische und physische Gesundheit beeinflusst?

5. Verdiene ich es, die Last dieses toxischen Zuges weiter im Herzen herumtragen zu müssen? Verdiene ich es, glücklich zu sein?

6. Hat dieser Glaubenssatz, egal, wie schmerzlich er für mich war, mir in irgendeiner Form gedient?

7. Wie wird es mein psychisches und physisches Wohlbefinden beeinflussen, wenn ich die Macht, die dieses Merkmal hatte, für mich zurückgewinne?

Einer meiner Patienten, Paul, ein Rechtsanwalt mittleren Alters mit chronischer Bronchitis, Bluthochdruck und einem beständigen Schmerz im unteren Rücken war bereit, mit dem Rauchen aufzuhören und seinen Schmerzmittelkonsum zu reduzieren. Er wollte gesündere Entscheidungen treffen, als er daran ging, seine kürzlich erfolgte Scheidung zu verdauen. Paul identifizierte »pathetisch« als den wichtigsten negativen Zug, der ihn prägte. Indem er diese Bezeichnung für sich akzeptiert hatte, hatte er es ihr seit seiner Kindheit gestattet, ihm immenses Leiden zu bereiten. Als er sich die Geschichte ansah, die um diese Eigenschaft gewoben war, schrieb er seine Antworten auf die obigen Fragen auf, die ihm neue Einsichten verschafften und so zu seiner Heilung beitrugen:

1. *Wann habe ich das erste Mal gehört, dass ich so bezeichnet wurde? Wer hat mich so genannt, und was weiß ich über den, der mich da gequält hat?*

Paul erinnert sich, das erste Mal als pathetisch bezeichnet worden zu sein, als er ungefähr sechs Jahre alt war. Seine Mutter hatte sich an einen emotional unreifen Mann wiederverheiratet, der alle Aufmerksamkeit, die sie ihrem jungen Sohn zukommen ließ, verabscheute. Der Stiefvater, Jim, wurde oft ausfällig, besonders, wenn Pauls Mutter nicht anwesend war. Wenn Paul weinte, brachte das seinen Stiefvater nur noch mehr auf und führte zu Drohungen wie: »Wenn du dich bei deiner Mutter über mich beschwerst, du pathetisches Balg, dann werf' ich euch beide aus meinem Haus!«

Paul hatte zuvor noch nicht über das Leben seines ausfälligen Stiefvaters nachgedacht und begann, die Informationsfetzen zusammenzusetzen, die er über die Jahre mitbekommen hatte. Jims Vater war ein aggressiver Mann gewesen, von dessen Händen Jim emotionale und physische Misshandlungen hatte erleben müssen. Nachdem er in den Vietnamkrieg eingezogen worden war, hatte Jim mehrere Freunde im Gefecht verloren. In Vietnam hatte er begonnen, Opium zu rauchen und war eine Weile sogar bis zum Heroin gegangen. Nach seiner Rückkehr in die Vereinigten Staaten zog er einige Jahre herum, bis er Arbeit in einer Autowerkstatt fand, die einem Vietnamveteranen gehörte, den er aus seiner Dienstzeit kannte. Posttraumatischer Stress in Verbindung mit der Sorge für eine Frau und ein Stiefkind waren für diesen verletzten Mann einfach zu viel.

2. Was ist in meinem Leben passiert, als ich so genannt wurde?

Paul erinnerte sich, dass seine Mutter, nachdem sein biologischer Vater die Familie verlassen hatte, umgezogen war, um in derselben Stadt zu leben wie ihr neuer Partner, der bald ihr zweiter Mann wurde. In kurzer Zeit hatte sich viel für Paul verändert – sein Vater war weggegangen, er war umgezogen, hatte in einer neuen Schule angefangen und musste sich daran gewöhnen, einen Stiefvater zu haben.

3. Wie hat diese Bezeichnung mein Gefühl für mich selbst und meine Beziehungen beeinflusst?

Paul internalisierte den Gedanken, es sei ein Zeichen von Schwäche, negativen Emotionen Ausdruck zu verleihen. Trotz der überwältigenden Veränderungen, an die sich zu gewöhnen man von ihm verlangte, wuchs in Paul die Entschlossenheit, seine Gefühle nicht bloßzulegen. Obwohl er sich dessen zu diesem Zeitpunkt nicht bewusst war, schnitt Paul einen Teil von sich ab, weil es ihn zu viel kostete, seine Verwundbarkeit zu zeigen.

Paul beschrieb die Muster seiner Beziehungen als anfängliche Aufgeregtheit und Enthusiasmus, die von einer fortschreitenden Verschlossenheit seinerseits gefolgt waren. Bei einem auch nur minimal kritischen Kommentar von Seiten seiner Partnerin wie: »Meinst du wirklich, dass dieses Hemd zu der Hose passt?«, musste Paul feststellen, dass er sich zurückzog und gereizt wurde. Seine erste Ehe endete nach weniger als zwei Jahren, weil seine Frau sich darüber beschwerte, sie sei mit einem Geist verheiratet. Er sah der Tatsache ins Auge, dass sein zunehmender Konsum von Schmerzmitteln, mit dem er sein Gefühl emotionaler Inkompetenz ebenso wie seine chronischen Rückenschmerzen betäubte, zum Scheitern seiner zweiten Ehe beigetragen hatte.

4. *Wie hat dieses Merkmal meine psychische und physische Gesundheit beeinflusst?*

Paul erkannte, dass egal, wie erfolgreich er anderen erschien, er doch ein inneres Unsicherheitsgefühl behielt. Als Teenager hatte er herausgefunden, dass ihm das Rauchen einer Zigarette eine kurze Linderung seiner Angst verschaffte und sein Selbstbild als jemand, der der Meinung anderer gleichgültig und immun gegenüberstand, verstärkte. Er erkannte, dass sein Muster, Zigaretten als seinen treuen »Freund« anzusehen, ihm nicht länger diente, sei es nun physisch oder emotional.

5. *Verdiene ich es, die Last dieses toxischen Zuges weiter im Herzen herumtragen zu müssen? Verdiene ich es, glücklich zu sein?*

Paul hatte so lange unter Schmerzen gelitten, dass ihm nie die Idee gekommen war, er habe die Wahl, eine andere Realität für sich zu erschaffen. Er begann zu verstehen, dass seine Akzeptanz negativer Glaubensvorstellungen bezüglich seiner selbst Muster etabliert hatte, die ihm nicht dienlich waren. Die Vorstellung, dass er diese selbstschädigenden Stimmen zurücklassen und durch solche ersetzen konnte, die ihn hochleben ließen, begann erst, ihm als echte Möglichkeit zu erscheinen.

6. *Hat dieser Glaubenssatz, egal, wie schmerzlich er für mich war, mir in irgendeiner Form gedient?*

Wenn wir von einem selbstverneinenden Glauben belastet sind, ist es schwierig, zu sehen und zu akzeptieren, dass dieser nichts anderes ist als ein Hemmnis unserer Vitalität. Es kommt jedoch oft vor, dass ein negatives, internalisiertes Wesensmerkmal uns den Treibstoff für ein positives liefert. In Pauls Fall war es so, dass er erkannte, dass seine Angst, als pathetisch wahrgenommen zu werden, zwar eine ernste Herausforderung in seinen Beziehungen darstellte, ihn jedoch auch in seiner Karriere befähigte, große Erfolge zu erzielen. Sein starker Ehrgeiz bezog einen Großteil seiner Kraft aus seinem Bedürfnis, seine Kompetenz und seine Fähigkeit zur Kontrolle der eigenen Emotionen zu beweisen. Nun lautete die Herausforderung, die Aspekte seines Wesens zu reintegrieren, die er zuvor in die Verbannung geschickt hatte. Damit war der Pfad zur emotionalen Freiheit gefunden.

7. *Wie wird es mein psychisches und physisches Wohlbefinden beeinflussen, wenn ich die Macht, die dieses Merkmal hatte, für mich zurückgewinne?*

Als Paul feststellte, wie sehr seine schmerzlichen Kindheitserfahrungen zu seinem emotionalen Zustand und den Gewohnheiten beitrugen, die er entwickelt hatte, um sich eine kurzfristige Erleichterung zu verschaffen, musste er der Tatsache ins Auge sehen, dass er es seinem schon längst verstorbenen Stiefvater noch immer erlaubte, ihm Schmerz zu bereiten. Er fühlte sich nun ermutigt und inspiriert, die notwendigen, gesundheitsförderlichen Veränderungen in seinen Gedanken, Gefühlen und Verhaltensweisen herbeizuführen, indem er die Autorität über sein psychisches und physisches Wohlbefinden zurückgewann.

Worum geht es?

Der Übung des Identifizierens toxischer Glaubensvorstellungen liegen zwei heilende Absichten zugrunde. Die erste ist, unausgesprochene Missverständnisse ans Licht zu bringen. Selbstverleugnende innere Überzeugungen können gedeihen, solange sie dem bewussten Gewahrsein verborgen bleiben. Als Kind mögen Sie sich vor dem Monster unter Ihrem Bett gefürchtet haben. Als Sie sich dann ein Herz gefasst hatten und mit der Taschenlampe nachschauten, entdeckten Sie ein verlorengegangenes Stofftier. Ganz ähnlich verlieren Ängste, die sich im unterbewussten Dunkel verbergen, ihre Kraft, wenn man sie ans Licht bringt – und beschenken einen obendrein mit unerwarteten Gaben.

Die zweite Absicht in diesem Prozess ist es, größere Selbst-Akzeptanz zu erfahren, indem man die innere Gespaltenheit umarmt – die »gute« und die »böse« Seite in Ihnen. Jedes menschliche Wesen kann großzügig und kleinlich, stark und pathetisch, offen und vorurteilsbeladen sein. Diese Dualität anzuerkennen befähigt uns, bewusste Entscheidungen zu treffen, statt Sabotageakte von Seiten unseres Unterbewusstseins erleiden zu müssen.

Die zahlreichen autodestruktiven Verhaltensweisen öffentlicher Figuren zeigen, was geschieht, wenn wir die Schattenseite unseres Selbst verbergen. Man findet heraus, dass ein Kongressabgeordneter, der mit biblischem Eifer die Homosexualität geißelt, einen schwulen Partner hat. Ein bekannter Prediger, der für seine scharfen Predigten gegen Ehebruch bekannt ist, wird wegen einer außerehelichen Affäre bloßgestellt. Ein holistischer Guru kann seine Tabaksucht nicht loswerden. Ein buddhistischer Gelehrter geht, wenn er frustriert ist, auf seine Mitarbeiter und seine Familie los. Unterdrückte Charakterzüge haben die Angewohnheit, aus ihren Gefängniszellen auszubrechen und Schaden anzurichten.

Wenn Sie Eigenschaften, Charakterzüge und Wesensmerkmale, die Ihnen bisher peinlich waren und Scham bereitet haben, umarmen, befreien Sie damit die emotionale Energie, die bei ihrer Unterdrückung verbraucht wurde. Das liegt daran, dass die Akzeptanz dieser Eigenschaften es den negativen Gedanken erlaubt, sich von den konditionierten emotionalen Reaktionen zu lösen. Sind Sie erst ans Licht des Bewusstseins gebracht, müssen Sie nicht länger unbewusst auf die alte Art reagieren. Eleanor Roosevelt hat einmal gesagt: »Niemand kann Sie ohne Ihre Erlaubnis zwingen, sich erniedrigt zu fühlen.« Durch das Annehmen Ihrer Dualität gewinnen Sie die emotionale Kraft zurück, die Ihnen von anderen gestohlen wurde und machen einen wesentlichen Schritt in Richtung Heilung.

*

Die Arbeit der emotionalen Heilung kann eine Herausforderung sein, und ich empfehle Ihnen, auf diesem Pfad zu bleiben. Ich verspreche Ihnen, dass ein echter Schatz auf Sie wartet.

Wenn Sie die beschränkenden, toxischen Glaubensinhalte identifiziert haben, in die sich Ihr liebendes Herz verstrickt hat und die so auch Ihrem Körper Schaden zugefügt haben, sind Sie jetzt bereit, diesen Schritt abzuschließen, indem Sie die Geschichten aufdecken, die Ihre Fähigkeit, glücklich und gesund zu sein, behindert haben. Sie sind der Freiheit einen Schritt näher.

5.

Das Ausgraben der Vergangenheit

Dein Kummer um das, was du verlor'n,
reicht dir den Spiegel, zu seh'n, worum du tapfer fichtst.
Jelaleddin Rumi

Veränderung ist das einzig Beständige im Leben – der einzige treue Freund, dem wir vertrauen können. Dennoch wehren wir uns oft dagegen und halten uns an Erinnerungen und Gefühlen fest, die uns schon längst nicht mehr dienlich sind. Toxische Eindrücke, die uns aus der Vergangenheit geblieben sind, stauen des Herzens Fluss von Liebe und kreativer Energie. Dies blockiert nicht nur unsere Freude und unseren Enthusiasmus, sondern funkt auch den natürlichen Heilkräften unseres Körpers dazwischen. Wenn wir unsere Achtsamkeit auf die emotionalen Tümpel richten, die es frischer Energie erlauben, diese Stagnation zu beseitigen, schaffen wir so kreative Gelegenheiten für Heilung und Transformation.

Im vorangegangenen Kapitel haben Sie durch Heraufbeschwörendes Fragenstellen die negativen Kern*überzeugungen* identifiziert, die zu emotionalem Schmerz in Ihrem Leben führen. Der nächste Schritt ist es, sich auf die *Erfahrungen* der Vergangenheit zu konzentrieren, um so die Heilung auf den Weg zu bringen. Als wären wir Körper-Bewusstseins-Geist-Archäologen, ist es unser Ziel, die Artefakte vergangener Ereignisse, die unsere Fähigkeiten zu voller Präsenz und Frieden mit uns selbst begrenzen, auszugraben.

Bringen Sie Ihre Geschichte ans Licht

Menschen, die nach emotionaler Heilung streben, werden üblicherweise von einer aktuellen schmerzhaften Erfahrung motiviert. Vielleicht haben Sie eine medizinische Diagnose bekommen, von der Sie glauben, dass diese mit dem Stress in Ihrem Leben in Verbindung steht. Vielleicht mussten Sie eine schwierige Scheidung durchmachen, oder Sie haben Ihren Arbeitsplatz verloren. Vielleicht ist kürzlich eine geliebte Person gestorben, oder Sie sehen sich einer Herausforderung in der Beziehung zu Ihrer Familie gegenüber. Manchmal ist die Motivation die Erkenntnis, dass eine ungesunde Gewohnheit zur Sucht geworden ist und die jeweilige Person zur Quelle dieses autodestruktiven Verhaltens durchdringen will. Die meisten von uns benötigen einen überzeugenden Grund, um Zeit und Energie zu investieren, nach emotionaler Freiheit zu suchen und ihr Herz zu öffnen.

Normalerweise scheinen wir eine Erklärung dafür zu brauchen (und haben sie meistens auch), warum es uns nicht gut geht. Ob das Problem nun als vornehmlich emotional (Depression, Angst, Reizbarkeit), physisch (Arthritis, Krebs, Dickdarmentzündung) oder irgendwo dazwischen angesiedelt wird (Migräne, Kopfschmerzen, Reizdarmsyndrom, Fibromyalgie) – es schlingt sich eine Geschichte um die jeweiligen Beschwerden. Meiner Erfahrung nach akzeptieren die meisten Geplagten selbst bei den verbreitetsten menschlichen Leiden wie der gewöhnlichen Erkältung die rein biomedizinische Erklärung nicht, die die Krankheit auf die Übertragung des Rhinovirus zurückführt. Vielmehr erklären wir unsere Krankheit damit, dass wir zu hart gearbeitet, zu wenig geschlafen, schlecht gegessen haben oder einfach unter zu großem Stress gestanden sind.

Wenn Sie jemanden, der sich nicht gut fühlt, fragen: »Was stimmt denn nicht?«, wird er üblicherweise anfangen, Ihnen seine Geschichte zu erzählen und eine Chronik der Ereignisse aufstellen, die den Schmerz erzeugten, den er nun erfährt. Normalerweise geht es in der Geschichte um etwas, von dem die Person wünscht, es wäre nicht geschehen, oder um etwas, das sie sich wünschte, was aber nicht eingetreten ist. In jedem Fall hat das Ereignis eine emotionale Wunde hinterlassen, die nicht völlig verheilt ist.

Oft ist es offenkundig, dass der jeweilige Mensch sich diese Geschichte wiederholt erzählt hat und nun den Dialog lautwerden lässt, den er im Stillen seit Tagen, Wochen, Monaten oder sogar Jahren geführt hat. Die Erzählung dreht sich um ein Bedürfnis, das nicht gestillt oder eine Grenze, die verletzt wurde und beschreibt die emotionale Wunde, doch im Wiederholen der Geschichte wird die Wunde oft verschlimmert. Im Dhammapada heißt es:

»Er hat mich geschändet, er hat mich beleidigt, er hat mich erniedrigt, er hat von mir gestohlen« – jene, die sich an solche Gedanken klammern, werden nie frei vom Leiden werden. »Er hat mich geschändet, er hat mich beleidigt, er hat mich erniedrigt, er hat von mir gestohlen« – jene, die solchen Gedanken absagen, werden frei vom Leiden werden.

Die Herausforderung an uns ist es, die elendschaffenden Erzählungen zu identifizieren, um sie auf eine Weise neu zu erzählen, die es unseren Wunden zu heilen erlaubt. Im nächsten Abschnitt werden wir in den Prozess einsteigen, der Ihnen helfen wird, Ihre eigene Geschichte ans Tageslicht zu bringen.

Die Kernfrage stellen

Die Absicht bei diesem Schritt ist es, die landschaftsformenden Ereignisse freizulegen, die Ihre emotionale Geschichte geprägt haben. Bereiten Sie sich ein paar Minuten körperlich durch herzöffnende Dehn- und Atemübungen vor, um sich zu zentrieren. Dann setzen Sie sich bequem hin, und beobachten Sie eine Weile das Ein- und Ausströmen Ihres Atems, um Ihren Geist zu beruhigen. Richten Sie nun die Aufmerksamkeit auf Ihr Herz, und stellen Sie sich folgende wichtige Frage:

Welche Erfahrungen aus meiner Vergangenheit bereiten mir auch heute noch Leid?

Beginnen Sie mit der aktuellsten Verletzung. Vielleicht haben Sie eine Trennung hinter sich, haben Ihren Beruf verloren oder sich Ihrer Familie nach einem heftigen Erbstreit entfremdet. Geben Sie Ihrem Herz die Möglichkeit, Ihnen die jeweilige emotionale Energie und Information zu Bewusstsein zu bringen, während Sie die Geschichte und die entstandenen Gefühle nochmals durchgehen. Nehmen Sie sich ein paar Minuten, die signifikanten Punkte der Episode in Ihrem Tagebuch festzuhalten, zu notieren, was geschehen ist und wann es geschehen ist und wer beteiligt war.

Wenn Sie die aktuellste schmerzhafte Erfahrung festgestellt haben, tun Sie ein paar tiefe Atemzüge, beruhigen Sie Ihren Geist, und bitten Sie Ihr Herz nochmals, Ihnen eine weitere schmerzhafte Episode zu enthüllen. Wenn Sie die Frage stellen: *Welche Erfahrungen aus meiner Vergangenheit bereiten mir auch heute noch Leid?*, evoziert das Erinnerungen in Ihrem Präsenzbewusstsein. Wenn die eine Episode zu Bewusstsein kommt, schließen sich oft frühere, schmerzgeprägte Erfahrungen auf dem Pfad aus dem Versteck in die Enthüllung an.

Es ist, als würde das menschliche Herz, wenn es die Chance zur Heilung spürt, die Gelegenheit beim Schopfe packen, die schmerzhaften Geschichten ans Tageslicht zu bringen. Seien Sie bei jeder Erinnerung, die in Ihrem Bewusstsein auftaucht, aufnahmebereit, und halten Sie die wichtigsten Details fest. Nehmen Sie sich für die schriftliche Fixierung ein paar Minuten Zeit.

Fahren Sie mit diesem Prozess des Ausgreifens nach der Vergangenheit fort, um die bezeichnenden Episoden emotionalen Leidens zu identifizieren, bis Sie glauben, Zugang zu allen größeren Verletzungen gewonnen zu haben. Meiner Erfahrung nach haben die meisten Menschen das Gefühl, die zentralen schmerzhaften Geschichten freigelegt zu haben, wenn sie diese Erkundung ihrer selbst fünf bis zehn Mal gemacht haben.

Als Beispiel führe ich eine Zusammenfassung von Diana an, einer einundvierzigjährigen Frau mit wiederkehrenden Magengeschwüren, die vor Kurzem einen Workshop im Chopra Center mitgemacht hat. Wie Sie sehen können, beschreibt sie, was in den für sie schmerzhaftesten sieben Episoden geschehen ist.

1. *Vor drei Monaten habe ich erfahren, dass der Mann, mit dem ich seit zwölf Jahren verheiratet bin, eine Affäre mit einer Kollegin hatte. Ich konnte den Schmerz nicht ertragen, und mittlerweile sind wir rechtlich getrennt und gehen auf die Scheidung zu.*

2. *Vor sechs Jahren habe ich herausgefunden, dass mein Mann eine kurze Affäre mit einer Klientin hatte. Mein Vertrauen war gebrochen, aber wir entschieden uns, daran zu arbeiten, um die Ehe zu retten.*

3. *Vor neun Jahren starb meine Mutter. Mein älterer Bruder und ich hatten eine Auseinandersetzung über ihr Grundstück, die unsere Beziehung getrübt hat, welche bis heute distanziert und unbehaglich ist.*

4. *Vor vierzehn Jahren beendete mein Verlobter sechs Wochen vor dem geplanten Hochzeitstermin unsere Beziehung. Sowohl wegen seiner Handlung als auch wegen seines Timings bin ich immer noch wütend und voller Groll gegen diesen Mann.*

5. Meine Eltern haben sich scheiden lassen, als ich siebzehn war. Ich war ein Senior an der Highschool und hatte Schwierigkeiten, mich auf die Vervollständigung meiner College-Bewerbungen zu konzentrieren. Ich wurde dann an der Uni, auf die ich wollte, nicht angenommen, und frage mich immer noch, wie sich mein Leben wohl entwickelt hätte, wenn sie mit ihrer Trennung ein Jahr gewartet hätten.

6. Als ich in der Mittelstufe auf der Highschool war, hatte meine beste Freundin ein Techtelmechtel mit einem Jungen, mit dem ich erst eine Woche vorher Schluss gemacht hatte. Sie sagte es mir nicht direkt, bis ich sie mit den Gerüchten konfrontierte, die ich gehört hatte. Erst leugnete sie, dass sie beide mehr als Freunde wären, aber schließlich gab sie zu, dass sie monatelang hinter meinem Rücken geflirtet hätten.

7. Als ich elf war, wurde mein Vater in eine andere Stadt versetzt, und ich musste meine Heimat und meine Freunde verlassen. Das war schon mein zweiter größerer Umzug in drei Jahren, und ich hatte gerade angefangen, mich mit meinen neuen Freunden wohlzufühlen. Ich konnte nicht verstehen, warum mein Leben schon wieder gesprengt werden musste.

Arbeiten Sie sich durch

Wenn Sie die emotional schmerzhaften Landmarken erkannt haben, ist der nächste Schritt das volle Verarbeiten, indem man tief greifendere Fragen stellt. Ich kann gegenüber den Wert des Aufzeichnens Ihrer Antworten bloßem Grübeln nicht genug betonen. Mit den Jahren habe ich die Überzeugung gewonnen, dass das Aufzeichnen beim Umschichten des Schmerzes vom unterbewussten Inneren ins wache Bewusstsein, wo es eingestanden und losgelassen werden kann, einen einzigartigen Wert hat.

Es folgen sechs Schlüsselfragen, die ich auf den folgenden Seiten noch detaillierter erklären werde.

1. Was habe ich erlebt, das den Schmerz verursacht hat?
2. Was war der Kontext dieses schmerzhaften Kapitels in meinem Leben?
3. Welche Gefühle hat das erzeugt?
4. Welches Bedürfnis wurde nicht befriedigt oder welche Grenze verletzt, um den Schmerz zu erzeugen?
5. Welche Hinweise habe ich übersehen?
6. Was hat es mir genutzt, diese Hinweise zu übersehen?

Jede dieser Fragen ist dazu gedacht, die jeweilige schmerzliche Episode voll zu enthüllen, sodass die emotionale Energie, die in der Geschichte feststeckt, ein für alle Mal ihrer Heilung und Transformation zugänglich gemacht werden kann.

1. Was habe ich erlebt, das den Schmerz verursacht hat?

Erzählen Sie Ihre Geschichte, spielen Sie das Szenario von dem Moment, zu dem es begann bis dahin durch, wie es Sie heute noch betrifft. Wie hat es angefangen? Wie hat es sich entwickelt? Wer war beteiligt? Was wurde gesagt? Was wurde getan? Halten Sie sich an die beobachtbaren Ereignisse, und beschreiben Sie, was geschah, als wären Sie ein Reporter, der einen Tatsachenbericht über die Episode abliefern müsste. Beschreiben Sie nur, was ein unabhängiger Beobachter gesehen hätte, und interpretieren und bewerten Sie nicht.

Nun zurück zu Dianas Geschichte, auf die die Scheidung zukam, nachdem sie herausgefunden hatte, dass ihr Mann eine zweite Affäre gehabt hatte. Auch wenn sie intensiven emotionalen Schmerz durchmachen musste, benutzte sie das heraufbeschwörende Fragen, um so viel wie möglich aus dem Geschehenen zu lernen. Als Antwort auf die erste Frage schrieb sie:

In mir wuchs der Verdacht, dass mein Mann mich wieder betrog, als er jede Woche an mehr Abenden spät nach Hause kam. Meistens konnte ich, wenn ich im Büro anrief, nur seinen Anrufbeantworter erreichen. Seine Entschuldigung, wenn er mich stundenlang nicht zurückrief, war, dass er wichtige geschäftliche Besprechungen hatte, aus denen er nicht wegkonnte. Als ich erneut eines Abends versuchte, ihn im Büro zu erreichen, bekam ich seine Assistentin an den Apparat, die mir sagte, er sei schon vor Stunden aus der Arbeit weggegangen.

Als er schließlich nach elf Uhr abends nach Hause kam, fragte ich ihn, wie die Dinge in der Arbeit gelaufen waren, und er tischte mir eine ausgefeilte Geschichte über das nächtliche Meeting, an dem er teilgenommen hatte, auf. Als ich ihn mit der Information konfrontierte, die ich von seiner Assistentin bekommen hatte, war seine Erklärung so unplausibel, dass sie komisch gewesen wäre, wäre das Ganze nicht so traurig und ärgerlich gewesen. Nachdem ich ihn stundenlang wegen seiner offensichtlichen Lüge bedrängt hatte, gab er auf und gestand, dass er schon seit Monaten ein Verhältnis mit einer Arbeitskollegin hatte. Trotz seiner pathetischen Bitten, ihm noch eine Chance zu geben, wusste ich, dass es keinen Weg zurück gab.

2. Was war der Kontext dieses schmerzhaften Kapitels in meinem Leben?

Wenn der Schmerz bis in die frühe Kindheit zurückreicht, erinnern Sie sich vielleicht gar nicht mehr an eine Zeit ohne ihn, aber die meisten Episoden haben einen Anfang. Stellen Sie sich Ihr Leben vor Ihrer Erfahrung vor. Was geschah, das dieser Episode die Bühne bereitet hatte? Welche Komponenten der Umstände unterlagen nicht Ihrer Kontrolle, und wie trugen Ihre eigenen persönlichen Entscheidungen zu der Episode bei? Wenn Sie sich des Kontextes bewusst werden, dann verschafft Ihnen das Einsichten in Ihre Rolle und Verantwortung bei dieser Erfahrung.

Eine wichtige Anmerkung: Wenn Sie Ihrer Rolle und Verantwortung nachgehen, dann heißt das nicht, dass Sie sich die Schuld für Ereignisse geben sollen, die jenseits Ihrer Kontrolle lagen. Wenn wir Erfahrung gewinnen, lernen wir, dass Entscheidungen Konsequenzen haben, und wir streben danach, bessere zu treffen. Wenn Sie auf die Ereignisse zurückblicken, stellen Sie vielleicht fest, dass wenn Sie damals gewusst hätten, was Sie jetzt wissen, Sie anders reagiert hätten. So entsteht Weisheit. Wenn Sie den Kontext einer Erfahrung betrachten, hilft Ihnen das, diese besser zu verstehen. Mit dem Verstehen können Sie die verlorene Stärke zurückgewinnen, die Sie verloren oder verschenkt haben oder die Ihnen gestohlen wurde.

Hier ist eine Kurzfassung von Dianas Entdeckungen über den Kontext ihres Schmerzes:

Als unser zweites Kind in die erste Klasse kam, fing ich wieder als Marketing Managerin zu arbeiten an. Meine langen Arbeitszeiten waren eine Belastung für unsere Ehe, die durch die vergangene Affäre meines Mannes immer noch zerbrechlich war. Weil ich jetzt einen deutlichen finanziellen Beitrag leistete, war ich der Meinung, mein Mann sollte seiner Vaterrolle mehr Raum geben. Er brachte Widerstände gegen diese Veränderung zum Ausdruck und argumentierte, er würde in seinem Beruf so hart arbeiten wie eh und je und sollte daher nicht gezwungen sein, größere Justierungen in seinem Leben vorzunehmen. Diese Spannung gab meinem schwelenden Groll Nahrung und führte dazu, dass ich mich emotional und physisch entzog. Gleichzeit trug es nur zu seiner Unsicherheit bei, dass ich nun finanziell unabhängig war.

3. Welche Gefühle hat das erzeugt?

Emotionen sind physisch. Wir nennen sie Gefühle, weil wir sie *fühlen*. Niemand genießt den Schmerz, den es erzeugt, wenn unsere Bedürfnisse nicht befriedigt werden, sodass wir unangenehme Gefühle von unserer Aufmerksamkeit aussperren. Diese Aufspaltung mag kurzfristig ein Schutz sein, aber die langfristigen Konsequenzen sind emotionale Dumpfheit und Depression. Viele physische Symptome – chronischer Schmerz, Erschöpfung, Verdauungsstörungen etc. – sind ein Spiegel dessen, was geschieht, wenn wir Gefühle von unserer Aufmerksamkeit ausschließen.

Wenn Sie Ihre emotionalen Wunden heilen wollen, müssen Sie auf die Gefühle in Ihrem Körper hören. Wenn Sie sich die Erfahrungen und Beziehungen der Vergangenheit vor Augen rufen, dann spüren Sie Ihren Körper. Die meisten Menschen spüren ihre Emotionen in ihrem Herzen oder in ihren Eingeweiden. Manchmal nimmt man Gefühle am intensivsten in der Kehle wahr. Menschen, die sich gegen starke, unangenehme Emotionen wehren, entwickeln Rückenschmerzen, Nackenschmerzen oder Kopfschmerzen, weil es sein kann, dass man besser mit Rückenschmerzen als mit Herzschmerzen zurechtkommt. Wenn Sie sich das Ziel gesetzt haben, die Überbleibsel der emotionalen Wunden zu beseitigen, dann ist es ein wesentlicher Bestandteil echter Heilung, dass Sie Ihre Gefühle annehmen.

Wenn Sie sich Ihre Geschichten vor Augen rufen, dann gewähren Sie den Gefühlen, die diese Erzählungen begleiten, Ihre Aufmerksamkeit. Atmen Sie hinein. Erlauben Sie es der Energie, die in diesen Gefühlen eingesperrt ist, bei jedem Atemzug zu zirkulieren. Geben Sie jeder Emotion einen Namen, während Sie Ihren Gefühlen nachspüren.

Benutzen Sie dabei eine Sprache, die so ursprünglich wie möglich die von Ihnen erlebten Gefühle zum Ausdruck bringt. Worte wie *traurig, einsam, leer, wütend, eifersüchtig, verloren, aufgebracht* und *machtlos* sind authentische Ausdrücke für körperliche Gefühle. Begriffe wie *vernachlässigt, abgelehnt, betrogen* und *nicht respektiert* bringen physische Gefühle nicht akkurat zum Ausdruck; vielmehr vermitteln sie Ihre Interpretationen des Verhaltens der Leute. Wenn Sie sich auf ein Vokabular zurückziehen, mit dem Sie eine Opferrolle kultivieren, ist dies eine Absage an Ihre persönliche Stärke und Verantwortung. Wie der Psychologe Marshall Rosenberg in seinem erhellenden Buch *Nonviolent Communication* dargelegt hat, stellt die Fähigkeit zu einer Redeweise, in der zum Ausdruck kommt, dass Sie die Verantwortung für Ihre Gefühle übernehmen, Ihre Fähigkeit, ein sinnvolles Leben zu erschaffen, wieder her. Tatsächlich handelt es sich dabei um eine unerlässliche Bedingung der emotionalen Heilung.

Als Diana über ihre Erfahrungen nachdachte, war sie in der Lage, einige Kerngefühle zu identifizieren, die von ihren sieben schmerzhaften Erinnerungen ausgelöst wurden.

1. Die letzte Affäre meines Mannes: wütend, erschrocken, leer
2. Seine Affäre vor sechs Jahren: schockiert, töricht, hilflos
3. Der Tod meiner Mutter und der Streit mit meinem Bruder: traurig, enttäuscht, aufgebracht
4. Die abgebrochene Verlobung: außer mir vor Wut, beschämt
5. Die Scheidung meiner Eltern: wütend, nervös, unsichtbar
6. Der Verrat während der Highschool: beschämt, leer, verwirrt
7. Die Entwurzelung mit elf Jahren: traurig, leer, machtlos

Als sie über die Emotionen nachdachte, die von dem jüngsten Erlebnis mit ihrem Mann ausgelöst worden waren, kamen Diana folgende Einsichten:

Als ich herausfand, dass mein Mann wieder eine Affäre hatte, habe ich buchstäblich rot gesehen. Meine unmittelbare Reaktion war Wut, und ich gebe zu, dass ich tatsächlich kurz den Gedanken hatte, mir eine Pistole zu kaufen und ihn und seine Freundin zu erschießen. Einige Wochen schwankten meine Gefühle zwischen Wut und Kummer.

Als der anfängliche Schock sich legte, bemerkte ich andere Emotionen, die unter der Wut und dem Schmerz brodelten. Einmal fiel mir auf, dass ich über mich selbst enttäuscht war, weil ich nicht die Kraft gehabt hatte, die Beziehung schon viel früher zu beenden. Dann war da ein Gefühl von Verantwortung, zur Situation beigetragen zu haben, weil ich ja keineswegs subtil meine Liebe und Zuneigung zurückgehalten hatte. Und zuletzt war da ein Funke der Heiterkeit wegen der neuen Zukunft, die ich erschaffen konnte.

4. Welches Bedürfnis wurde nicht befriedigt oder welche Grenze verletzt, um den Schmerz zu erzeugen?

Alle Emotionen entstammen Bedürfnissen. Unangenehme Gefühle entstehen, wenn unsere grundlegenden Bedürfnisse nach Sicherheit, Vertrauen, Aufmerksamkeit und Fürsorge nicht gestillt werden oder wenn emotionale oder physische Grenzen ohne Erlaubnis überschritten werden.

Wir alle brauchen ein Gefühl der Kontrolle, Sicherheit und Vorhersehbarkeit, um unser tägliches Leben führen zu können. Der drohende Verlust des Berufs, der Beziehung, des Hauses oder der Gesundheit verletzt unser Gefühl von Vertrauen ins Universum und aktiviert die primitiven Gefühle Angst und Zorn. Wenn etwas, von dem Sie dachten, es läge in Ihrem Einflussbereich, Sie ohne Ihre Erlaubnis verlässt oder etwas Unerwünschtes in Ihr Revier eindringt, tut sich ein Loch in Ihrem Selbstgefühl auf und die Lebensenergie entweicht daraus. Diese Grenzverletzung Ihres Selbst erzeugt ein Gefühl von Leid.

Schauen Sie, ob Sie identifizieren können, wie die Situation oder die Umstände hinter Ihren Bedürfnissen zurückgeblieben sind oder wie Sie die Grenzen Ihres Selbst verletzt haben. Schauen Sie, ob Sie erkennen können, wie Ihr Schmerz sich der Realisierung verdankte, dass etwas, von dem Sie glaubten, es sei Ihres, nicht länger Ihres war (z. B. ein Job, eine Beziehung, ein Besitz) oder etwas, von dem Sie glaubten, es gehöre

Ihnen nicht an, Ihnen plötzlich angehörte (z. B. ein Prozess, eine Diagnose, das Chaos einer Stieffamilie).

Wenn Sie erkennen, dass Ihr Schmerz einem ungestillten Bedürfnis entstammt, eröffnet das die Möglichkeit, herauszufinden, wie Sie Ihre Bedürfnisse bewusst gestillt bekommen können. Wenn Sie erkennen, dass Ihr Schmerz das Ergebnis einer Grenzverletzung ist, dann ist damit die Möglichkeit gegeben, festzustellen, wie Sie jetzt gesunde Grenzen in Ihrem Leben setzen können. Und wenn Sie erkennen, dass Ihre Vergangenheit nicht für immer Ihre Zukunft festlegen muss, werden Sie sich aus dem Zustand des Opfers hin zu emotionaler Freiheit bewegen.

Als sie aus der Perspektive ungestillter Bedürfnisse über ihre schmerzhafte Geschichte nachdachte, schrieb Diana:

Als ich meinen Schmerz in diesem Kontext betrachtet habe, war mein erster Gedanke, dass mein Bedürfnis nach Vertrauen verletzt war. Ich hatte mir immer vorgestellt, dass mein Partner, wenn ich heiraten würde, mein bester Freund wäre, aber der Betrug, der vor sechs Jahren stattgefunden hatte, hatte dieses Bild zerstört. Abgesehen von Vertrauen stellte ich fest, dass mein Bedürfnis nach Aufmerksamkeit und Intimität seit Jahren nicht gestillt worden war. Mein Mann schien ständig von seiner Arbeit abgelenkt, und ich war vollkommen davon beansprucht, die Kinder großzuziehen, sodass nicht viel blieb, was wir miteinander teilen konnten, wenn wir zusammen waren. Als ich erfuhr, dass »meine Intimität« an eine andere Frau gegangen war, zerriss mir das das Herz. Ich glaube wirklich, dass unsere Ehe wegen mangelnder Aufmerksamkeit verhungert ist.

5. Welche Hinweise habe ich übersehen?

Wir neigen dazu, Szenarios zu wiederholen, die unsere früheren Überzeugungen und Muster verstärken. Vertrautheit mit etwas hat einen emotional stabilisierenden Einfluss, selbst wenn die tatsächlich vorliegende Dynamik ungesund ist. Zum Beispiel finden sich Menschen, deren Eltern Alkoholiker waren, oft zu Partnern hingezogen, die selbst Alkoholprobleme haben. Solche mit Eltern, die sich emotional entzogen, suchen sich einen Partner mit einem ähnlichen emotionalen Profil. Leute mit kontrollierenden Eltern werden oft von solchen angezogen, die gerne die Führung übernehmen.

Kürzlich hatte ich ein Beratungsgespräch mit einer Krankenschwester von einer Intensivstation, die mir von einer turbulenten Kindheit erzählte. Als Kind pendelte sie zwischen ihren geschiedenen Eltern hin und her, die mit einer nicht enden wollenden Kette von Partnern zusammenlebten, um sich dann wieder zu trennen. Oft geriet sie ins Kreuzfeuer emotionaler Konflikte, und Dramen waren Teil ihres täglichen Lebens.

Ihr Hauptgrund dafür, zu mir zu kommen, war lähmende Migräne, die normalerweise am ersten Tag, an dem sie dienstfrei hatte, eintrat. Zusätzlich zu ihrem physischen Schmerz gestand sie, sich emotional leer und flach zu fühlen, wenn sie nicht mitten auf dem Schlachtfeld kritischer Operationen war. Ihre persönlichen Beziehungen waren üblicherweise konfliktgeladen, und sie stellte fest, dass sie trotz des Stresses in ihrem Job öfter an freien Tagen mit ihrem Partner aneinandergeriet, als wenn sie arbeitete. Es war, als wäre ihr Basislevel an Emotion von solcher Intensität, dass sie sich nicht spüren konnte, wenn sie nicht in irgendeiner Krise steckte. Erst als sie sich dieses Musters bewusst wurde, konnte sie sich ihren Kopfschmerzen auf effektive Art stellen.

Wenn wir einsehen, wie wir dazu neigen, Kontexte wiederherzustellen, die uns an vergangene Erfahrungen erinnern und uns diese Muster bewusst machen, dann gibt uns das die Möglichkeit, uns bewusst für etwas anderes zu entscheiden. Vom Aussichtspunkt erhöhter Achtsamkeit aus beginnen wir, die Hinweise zu erkennen, wenn sie sich zeigen, statt uns von schmerzhaften Situationen blenden zu lassen. Es ist nicht ungewöhnlich, dass ich von jemandem, der eine Beziehung beendet, höre: »Ich wusste von Anfang an, dass diese Person nicht die richtige für mich war, aber ich habe die Zeichen fortwährend ignoriert.« Die Frage: »*Was waren das für Hinweise?*« ist dazu gedacht, Ihre Aufmerksamkeit darauf zu lenken, dass Sie mehr wussten, als Sie wahrscheinlich zugeben wollten. Man kann die Frage mit etwas Mut auch noch anders stellen und zwar: »*Was sehe ich, was ich nicht sehen will?*« Wenn Sie Ihre schmerzhaften Erfahrungen aus der Vergangenheit benutzen, um diese Fähigkeit zu entwickeln, dann kann dies verhindern, dass Sie sich auf emotional gefährliches Terrain begeben. Ein Rückblick ist unvermeidlich präziser als jede Voraussicht, aber wenn wir aus unserer Erfahrung lernen, gewinnen wir so Weisheit, Vertrauen in uns selbst und im Letzten die Freiheit, zu lieben.

Als sich Diana fragte, welche Hinweise sie sich zu übersehen entschieden hatte, kamen ihr folgende Einsichten:

Ich wusste, dass mein Mann während seiner ersten Ehe einige Male seine Frau betrogen hatte, aber ich akzeptierte es, dass diese Treuebrüche ein Ergebnis seiner Unreife waren. Die ersten paar Jahre unserer Ehe waren leidenschaftlich und intensiv, aber sobald ich schwanger geworden war, zog er sich zurück. Die Intimität nahm ab und die Streitigkeiten nahmen zu. Wir schienen beide nicht sonderlich glücklich zu sein, und ich dachte ernsthaft darüber nach, ihn zu verlassen, als ich von seiner ersten Affäre erfuhr. Da ich die Effekte einer Scheidung auf die Kinder fürchtete, entschied ich mich, in der Ehe zu bleiben, zumindest bis die Kinder älter waren.

Nach einer sechsmonatigen Eheberatung bildete sich ein neuer Rhythmus heraus. Mein Mann konzentrierte sich auf seine Arbeit und brachte routinemäßig seinen Plan zum Ausdruck, genug Wohlstand zusammenzutragen, um uns beide der Notwendigkeit, zu arbeiten, zu entheben. Bei seinen zahlreichen Geschäftsreisen war er üblicherweise sehr sorgsam damit, zu Hause anzurufen, auch wenn er manchmal stundenlang nicht erreichbar war.

Seinen neu gefundenen Enthusiasmus für das Trainieren in einem Fitnesscenter, in das er mehrere Male die Woche ging, erklärte er damit, dass er davon sprach, es helfe ihm, den Stress aus seiner Arbeit abzubauen. Es erregte meine Besorgnis nur noch mehr, dass er oft in seinen Organizer tippte und ihn ein paar Mal fast reflexartig wegzog, als ich über seine Schulter sah, während er schrieb.

Bei diesen Gelegenheiten fanden in meinem Kopf zwei Konversationen statt. Die eine sagte: »Nach allem, was wir beim letzten Mal durchgemacht haben und den Versprechen, die er mir gemacht hat, wenn ich bliebe, wäre er doch nicht dumm genug, alles nochmal zu riskieren.« Die andere Stimme sagte: »Wenn er dumm genug ist, noch eine Affäre zu haben, dann ist es mir nicht mehr wichtig genug, um deswegen zu kämpfen.«

6. Was hat es mir genutzt, diese Hinweise zu übersehen?

Da wir mehrdimensionale Wesen sind, wird es Zeiten geben, da ein Teil von uns mit einem anderen in Konflikt gerät. Unser rationaleres, weiseres Selbst will, dass wir abnehmen und gesünder leben, während unser nachgiebigerer, kindischerer Teil es sich leicht machen und das Stück Käsekuchen herunterschlingen will. Unser unternehmungslustiges, Abenteuer suchendes Selbst will den Job hinschmeissen und eine neue Tätigkeit anfangen, während unsere konservativere Stimme zur Vorsicht mahnt, uns zum Bleiben rät und die finanzielle Sicherheit, die es mit sich bringt, für eine wohletablierte Firma zu arbeiten, behalten will. Unser emotionales Herz ist geschickt, wenn es darum geht, die Gründe zu übersehen und zu verleugnen, die dafür sprechen, dass unsere Liebe möglicherweise besser in eine andere Beziehung investiert ist, statt in eine, die uns Herzschmerz verursacht. Wenn wir fragen: »*Was nützt mir dieses Verleugnen?*«, dann kann das den Anhaftungsnebel etwas durchdringen und Ihnen zu größerer Treue bei Ihrem Streben nach emotionaler Freiheit helfen.

Diana erkannte, dass obwohl ihre Ehe keine verlässliche Quelle emotionaler Stärke war, sie dennoch wegen ihrer Kinder willens war, an ihr festzuhalten, jedoch auch, um es zu vermeiden, eine Verantwortlichkeit mehr als sie glaubte, verkraften zu können, auf sich zu laden. Sie schrieb:

Als ich zu Hause das Gesicht der Stabilität aufsetzte, half mir das in der Arbeit, wo viele Kollegen über meine Fähigkeit staunten, kompetent Ehe, Familie und Beruf unter einen Hut zu bringen. Auch war ich nicht willens, mich mit der Missbilligung meiner Mutter auseinanderzusetzen. Ich stellte fest, wie gut es mir doch gelungen war, das Boot nicht zum Schaukeln zu bringen, oder um es genauer zu formulieren, wie unwillig ich war, mir einzugestehen, dass das Boot schon so sehr schaukelte, dass es vor dem Kentern stand.

Schritt zur Freiheit

Ich glaube an die Fraktaltheorie von Beziehungen, derzufolge alles, was in einer Beziehung zum Vorschein kommen *wird*, schon in der ersten Begegnung zugegen ist. Obwohl wir auf unserer Suche nach Verbundenheit die Tendenz haben, offensichtliche Hinweise zu übersehen, können wir in der Retrospektive üblicherweise erkennen, dass die Zeichen von Anfang an vorhanden waren.

Denken Sie an eine Beziehung, die Sie geführt haben und die gescheitert ist. Teilen Sie ein Stück Papier mit einer vertikalen Linie auf. Schreiben Sie auf die linke Seite die Eigenschaften, die Sie als erstrebenswert ansehen. Auf die rechte Seite schreiben Sie die, die Sie als nicht wünschenswert erleben. Jetzt, wo Ihnen Zeit und Erfahrung zu Gebote stehen, sehen Sie sich die sogenannten negativen Qualitäten an, und überprüfen Sie, wie viele Sie gesehen haben, ohne dass Sie in der Lage oder willens gewesen wären, sich das zu dieser Zeit einzugestehen, weil Ihr Bedürfnis, sich mit einer anderen Person zu verbinden, Ihnen Ihre Verbindung zu Ihnen selbst verschleiert hatte.

Kontemplieren Sie die Tatsache, dass jeder von uns Eigenschaften besitzt, die er der Welt zeigen will, und solche, die er lieber versteckt hält. Beachten Sie, während Sie so über sich selbst nachdenken, dass Charaktermerkmale, die Sie in Ihrem Schatten begraben, nicht verschwinden; sie leben im Untergrund weiter.

Gesunde Beziehungen erfordern es nicht (und können es auch gar nicht erfordern), dass die Partner ständig »gut« sind. Sie rufen uns dazu auf, uns in dem Prozess des Anerkennens und Integrierens unserer Schatten- wie unserer Lichtseite eifrig zu bemühen. Dies ist der Pfad zu Ganzheit und Akzeptanz.

Schreiben Sie Ihre Geschichte

Es kann eine Versuchung sein, die Geschichten in diesem Buch zu lesen oder zu hören, wie sich andere Menschen durch ihren Schmerz arbeiten und zu glauben, man selber profitiere davon. Ich habe jedoch gelernt, dass es nicht so heilsam ist, sich durch eine emotionale Herausforderung hindurchzudenken, als sich vielmehr die Zeit zu nehmen, die eigenen Gedanken und Gefühle niederzuschreiben. Es ist, als lockere sich der Griff, in dem die schmerzhafte Erfahrung Ihr Herz hält, indem man die Worte auf Papier bannt.

Bitte nehmen Sie sich jetzt genügend Zeit, sich auf jede Ihrer schmerzhaften Erfahrungen aus der Vergangenheit zu konzentrieren, und schreiben Sie Ihre eigenen Antworten auf die sechs Fragen auf:

1. Was habe ich erlebt, das den Schmerz verursacht hat?
2. Was war der Kontext dieses schmerzhaften Kapitels in meinem Leben?
3. Welche Gefühle hat das erzeugt?
4. Welches Bedürfnis wurde nicht befriedigt oder welche Grenze verletzt, um den Schmerz zu erzeugen?
5. Welche Hinweise habe ich übersehen?
6. Was hat es mir genutzt, diese Hinweise zu übersehen?

Schreiben Sie, bis Sie über keine der Erfahrungen mehr etwas zu sagen haben. Wenn Sie spüren, dass es noch mehr zu enthüllen gibt, Sie jedoch Schwierigkeiten haben, Zugang zu dieser Information zu gewinnen, machen Sie noch eine Runde herzöffnender Yogapositionen und Atemübungen. Manchmal kann es verborgene Erinnerungen an die Oberfläche bringen, wenn Sie spazierengehen und dabei in einem Zustand intuitiver Selbstreflektion bleiben. Es kann auch überraschende Einsichten zu Tage fördern, wenn Sie mit Ihrer nichtdominanten Hand schreiben, da Sie so andere Teile Ihres Gehirns anzapfen, die Erinnerungen freilegen können, die Sie vor langer Zeit begraben haben. Wenn Sie in diesem Prozess bleiben, werden Sie einen Zustand der Klarheit erreichen. Machen Sie weiter, bis Sie da herauskommen. Wenn Sie schmerzhafte Geschichten ins Licht Ihres Bewusstseins bringen, werden der Schmerz, der Groll und das Bedauern, die Sie gefesselt hielten, anfangen, Ihren Griff zu lösen und Sie so einen weiteren Schritt näher zur Freiheit der Selbstliebe und Akzeptanz bringen.

*

Damit ist der Schritt des Identifizierens beendet. Durch Ihre sorgfältige Arbeit haben Sie sich nun die toxischen Überzeugungen und schmerzhaften Erfahrungen zu Bewusstsein gebracht, die Ihre Kapazität von Gesundheit und Glück beschränkt haben. Im Akt des Identifizierens haben Sie bereits begonnen, emotionales Ama aus Ihrem Körper, Herz und Geist in Bewegung zu bringen.

Im nächsten Kapitel werden Sie diesen Mobilisierungsprozess fortsetzen und so zum vierten Schritt des Loslassens voranschreiten. Selbst wenn dieser Prozess eine Herausforderung ist, möchte ich Sie doch ermutigen, nicht von ihm abzulassen. Sie kommen der Heilung Ihrer Emotionen und damit der Heilung Ihres Körpers näher.

6.

Den Schmerz loslassen

Was haben traurige Menschen gemeinsam?
Es scheint, sie alle hätten der Vergangenheit einen
Schrein gebaut, zu dem sie oft gehen, um dort
seltsame Klagen und Gebete zu verrichten.
Wo beginnt das Glück? Dort, wo wir
aufhören, dieser Religion anzuhängen.
Hafiz

Wie lässt man den Schmerz aus seiner Vergangenheit los? Das ist die zentrale Frage für jene, die nach emotionaler Freiheit streben. Trotz Ihrer Absicht, den Schmerz loszulassen, mag es manchmal scheinen, als ob der Schmerz nicht willens sei, *Sie* loszulassen. Wenn Sie bis zu diesem Punkt an dem Prozess festgehalten haben, sind Sie bereit, Ihr Herz von der emotionalen Tyrannei zu befreien, die es in Geiselhaft gehalten hat. Bewusste Bewegung, energetisierende Atemarbeit und intuitive Selbstreflektion haben Ihnen geholfen, die toxischen Restbestände beschränkender Überzeugungen und verletzender Erfahrungen vorzubereiten, zu identifizieren und in Bewegung zu bringen. Jetzt ist es an der Zeit, der schmerzhaften Ladung, die in Ihrem Herzen gefangen saß, den letzten Schub zu geben und sie loszulassen.

Loslassen bedeutet nicht, dass Sie Ihre Erinnerungen verlieren oder die Lektionen der Vergangenheit vergessen werden. Vielmehr werden Sie den schwärenden Schmerz aus Ihrem

Körper und Ihrem Geist entlassen, der Sie davon abhält, mit Freiheit und Klarheit zu leben und zu lieben.

Lassen Sie den Schmerz ausfließen

Das Ziel dieser Mobilisierungs- und Loslassensprozeduren ist, den Schmerz aus sich ausfließen zu lassen, ohne sich selbst oder denen um sich her Schaden zuzufügen. Der erste Schritt bei diesem Prozess ist es, Ihre Geschichte mit jemandem zu teilen, der sie sich mit Mitgefühl anhören kann, ohne zu versuchen, Ihr Problem zu »beheben«. Idealerweise wäre das Ihr bester Freund oder ein vertrautes Familienmitglied, das willens ist, Sie bei einer Herangehensweise, die Ihnen dienlich ist, zu unterstützen.

Wenn es momentan in Ihrem Leben niemanden gibt, der diesen Anforderungen genügt, möchte ich Sie ermutigen, sich einen Berater, Therapeuten oder Priester zu suchen, der diese Rolle für Sie übernehmen kann. Es hat einen unschätzbaren Wert, die eigene Geschichte einem anderen Menschenwesen anzuvertrauen, das mit Liebe zuhört, ohne die Verantwortung für Ihr Leid zu übernehmen oder zu versuchen, Sie zu retten. Wie ich immer wieder bei den Partnerübungen, die die Teilnehmer meiner Workshops machen, beobachten konnte, kann eine fürsorgliche Person genauso effektiv sein wie ein Fachmann im Gesundheitsbereich. Wenn es jedoch niemanden gibt, mit dem Sie Ihre intimen Geschichten und Gefühle teilen können, werde ich Sie durch eine Visualisierungsübung führen, die demselben Zweck dient. Der wesentliche Bestandteil dieses Schrittes ist es, Ihrer Geschichte einen *verbalen* Ausdruck zu verleihen. Das Führen eines Tagebuchs hat Wert, wenn es um das Identifizieren und in Bewegung bringen toxischer emotionaler Rückstände geht. Wenn Sie die Geschichte hörbar kommunizieren, vollenden Sie damit den Mobilisierungsschritt, und das Loslassen kann beginnen.

Teilen Sie Ihre Geschichte mit

Ein Geständnis tut dem Herzen und der Seele gleichermaßen gut. Die schmerzhaften Geheimnisse, die Sie in sich verborgen halten, schwären und stagnieren, brüten Kummer aus. Ihre Innen- und Ihre Außenwelt spiegeln sich wechselseitig. Um Freiheit für Ihr Leben zu gewinnen, müssen Sie sich Freiheit im innersten Wesens schaffen. Um sich von selbstverleugnenden Überzeugungen zu befreien, müssen Sie Ihr Herz öffnen und den Schmerz loslassen, der Sie von sich selbst und anderen abgeschnitten hat.

Es hört nicht auf, mich immer wieder zu verblüffen, wie oft meine Patienten, wenn Sie Ihre Geschichten über die frühen Grenzverletzungen mitteilen, mir sagen, sie hätten diese Geheimnisse noch nie einem Menschen zuvor gesagt. Kinder, die unangemessen behandelt wurden, spüren, dass diese Übertretung falsch ist, entscheiden sich aber oft, dies nicht den Eltern oder Bezugspersonen mitzuteilen – und das vielfach aus Gründen, die schwer zu artikulieren sind. Vielleicht fürchteten sie, dass man ihnen nicht glaubt, hatten Angst vor den Konsequenzen oder meinten, sie wären mitschuldig am Zustandekommen der Verletzung. Es gibt selbstverständlich Zeiten, wenn der Missbrauchende sein Opfer absichtlich einschüchtert, aber selbst ohne explizite Drohung verbarrikadieren Kinder ihren Schmerz und die Scham oft hinter einer Mauer des Schweigens.

Traurigerweise haben Menschen, die früh in ihrem Leben verletzt worden sind, oft Schwierigkeiten, intime Beziehungen zu kultivieren. Sie spüren ihr inneres Geschädigtsein und fürchten sich, ihre Verwundbarkeit zu zeigen, weil sie glauben, sie seien »anders« und würden daher von anderen abgelehnt. Wenn Ihnen dieses Muster etwas sagt, dann müssen Sie diesen negativen Kreislauf unterbrechen, wenn Sie wieder in den Strom der Liebe eintauchen wollen.

Arbeiten Sie mit einem Partner, der zuhört

Wenn Sie jemanden haben, der willens ist, Ihnen als Ihr Zeuge zur Verfügung zu stehen, dann geben Sie ihm folgende Anweisungen. Obwohl die meisten Menschen von Natur aus nicht die besten Zuhörer sind, kann man es jedermann beibringen. Erklären Sie Ihrem Partner, dass er Sie am Besten unterstützt, indem er sich an die folgende simple Anweisung hält:

Du dienst mir am Besten, indem du mir aufmerksam zuhörst, während ich dir meine Geschichte erzähle, ohne dass du versuchst, mein Problem zu beheben.

Das Ziel bei diesem Prozess ist es, Bewegung in die verstrickten Emotionen zu bringen und mit dem Loslassen zu beginnen. Wenn Sie Ihre Geschichte ohne das Bedürfnis, sich zu verteidigen oder sich zu erklären erzählen, dann unterstützt das den Prozess am Besten. Es sei deshalb von der Art von Reaktion, wie sie in gewöhnlichen Konversationen erfolgt, in diesem Stadium abgeraten. Ob Sie Ihre Geschichte einem Freund enthüllen oder Sie laut für sich selbst verbalisieren – entscheidend ist zu sagen, was geschah, ohne unterbrochen zu werden.

Wenn Sie Ihre Geschichte im Kontext des größeren menschlichen Dramas begreifen, erweitert das Ihre Perspektive und vermindert den Schmerz, der entsteht, wenn man die Dinge persönlich nimmt. Die Herausforderungen, denen wir alle uns stellen müssen, wenn wir unsere Beziehung zur Welt zu pflegen versuchen, stellen das Rohmaterial für die Mythen und Legenden zur Verfügung, die alle Kulturen der Erde miteinander gemeinsam haben. Die menschlichen Kernthemen unerwiderter Liebe, der Eifersucht, des Betrugs, Verlusts, der Ausbeutung und Vernachlässigung sind die grundlegenden Elemente von Geschichten, die immer und überall erzählt wurden. Die Geschichten der griechischen und römischen Mythologie, der Bibel, der vedischen Puranas und die Dramen der Seifenopern im Fernsehen erinnern uns daran, dass unsere individuelle Tragödie nur eine Variation im Thema menschlicher Nöte ist. Ihre Geschichte und meine Geschichte sind Fäden im Gewebe des Lebens und der Liebe, gefärbt mit unserem Leid und unserer Erlösung.

Es ist an der Zeit, Ihrer Geschichte Ausdruck zu geben – die Details zu kommunizieren, die in den früheren Kapiteln durch intuitive Selbstreflektion enthüllt wurden. Setzen Sie sich mit dem Partner, der Ihnen zuhört, bequem hin, teilen Sie Ihre schmerzhaften Erfahrungen mit und lassen Sie alle Aspekte einfließen, die Sie in Ihrem Tagebuch niedergelegt haben:

1. Kommunizieren Sie den Kontext der schmerzhaften Erfahrung.
2. Kommunizieren Sie die ganze Bandbreite von Gefühlen, die durch diese Erfahrung erzeugt wurden.
3. Kommunizieren Sie Ihre ungestillten Bedürfnisse.
4. Kommunizieren Sie die vorhandenen Hinweise, die Sie verleugnet haben.
5. Kommunizieren Sie, was Ihnen Ihr Leugnen genutzt hat.

Wenn Sie Ihre Geschichte unter diesen fünf Perspektiven mitgeteilt haben, bitten Sie Ihren Partner, Ihnen mit den folgenden drei Sätzen zu antworten:

Ich danke dir dafür, dass du deine Geschichte und deine Gefühle mit mir geteilt hast.
Ich bedauere es, dass du Schmerz erleiden musstest.
Als Balsam für dein verwundetes Herz biete ich dir meine Liebe.

Teilen Sie alle schmerzhaften Erfahrungen aus Ihrer Vergangenheit, die Sie identifizieren konnten, in diesem Rahmen mit, und bitten Sie Ihren Partner nach jeder in die obigen fünf Punkte gegliederten Mitteilung mit den besagten drei Sätzen zu antworten. Diese ritualisierte Form, Ihrem Schmerz Ausdruck zu verleihen, mag gekünstelt klingen, aber ich möchte Sie ermutigen, sich an dieses Skript zu halten. Ich durfte Zeuge der Macht dieses Prozesses werden und würde mir wünschen, dass Sie seinen Nutzen am eigenen Leib erfahren dürfen.

Visualisieren Sie Ihren inneren Heiler

Wenn Sie sich alleine auf diesen Prozess einlassen, nehmen Sie sich ein paar Minuten, um Ihren Geist zu beruhigen, indem Sie Achtsamkeit auf Ihren Atem und Meditation praktizieren. Nutzen Sie Ihre Vorstellungskraft, und stellen Sie sich selbst an einem geschützten, schönen Ort vor. Vielleicht ist es ein üppig bewachsener Gebirgszug, von dem aus man ein grünes Tal überblicken kann, ein tropischer Strand mit azurblauem Wasser, das an einen weißen Sandstrand brandet oder natürliche heiße Quellen in einem uralten Wald.

Wenn Sie an Ihrem heiligen Ort angekommen sind, dann stellen Sie sich einen machtvollen Baum der Weisheit vor, dessen Wurzeln tief in die Erde hinab- und dessen Äste in den Himmel hinaufreichen. Stellen Sie sich ein Wesen der Liebe vor, das unter diesem Baum sitzt. Dabei kann es sich um eine religiöse Figur wie Jesus, Moses, Buddha oder Krishna handeln. Es kann auch ein alter weiser Mann oder eine weise Frau sein oder vielleicht ein himmlisches Lichtwesen. Stellen Sie sich vor, in der Gegenwart dieses göttlichen Wesens zu sitzen, und erlauben Sie es seiner Heiterkeit, Ihr Herz zu erfüllen. Ganz so, wie Sie Ihre Geschichte einem Menschen erzählen würden, der neben Ihnen sitzt, können Sie nun dieser heiligen, archetypischen Wesenheit die Erfahrungen und Episoden mitteilen, die Ihnen Schmerz verursacht haben. Teilen Sie Ihre schmerzhaften Erfahrungen mit geschlossenen Augen mit, und sprechen Sie laut, als ob Sie leiblich neben diesem Wesen säßen.

Stellen Sie sich nach jeder Geschichte vor, wie Ihr innerer Heiler diese drei Sätze zu Ihnen sagt:

Ich danke dir dafür, dass du deine Geschichte und deine Gefühle mit mir geteilt hast.
Ich bedauere es, dass du Schmerz erleiden musstest.
Als Balsam für dein verwundetes Herz biete ich dir meine Liebe.

Gestehen Sie Ihre Menschlichkeit ein

Wenn Sie sich mit anderen Menschen verbinden und Ihre Erfahrungen mit ihnen teilen, ist das für Ihre emotionale und physische Gesundheit wesentlich.

Zu Beginn meiner Laufbahn habe ich in einer Fachzeitschrift für Anthropologie einen Artikel mit dem Titel »Voodoo Death« gelesen, der beschrieb, was in manchen Kulturen geschieht, wenn jemand eine der zentralen Regeln des Stammes bricht. Man ruft den Schamanen oder Medizinmann, welcher die Person dann für »tot« erklärt. Von diesem Moment an wird der Missetäter von der Gemeinschaft vollständig gemieden. Der Stress, der durch diese totale Entfremdung erzeugt wurde, führte in einigen dokumentierten Fällen innerhalb von Tagen oder Wochen zum Tod. Die Person starb buchstäblich an Einsamkeit und Angst. Dieser Artikel betonte nachdrücklich, dass die meisten Menschen Gesellschaft brauchen, um leben und gedeihen zu können.

Ihr emotionales Herz ist das Ergebnis einer Evolution über Millionen von Jahren. Damit unsere Spezies überleben konnte, musste sie sich der im Wandel befindlichen und oft gefährlichen Umgebung anpassen. Da wir physisch sehr viel verwundbarer sind als die meisten Raubtiere, haben wir es gelernt, uns zu Familien und Stammesgemeinschaften zusammenzutun und so die Wahrscheinlichkeit unseres Überlebens in einer unsicheren Welt zu vergrößern. Durch diese Beziehungen haben wir es gelernt, wie wir unsere persönlichen Bedürfnisse befriedigen können, während wir gleichzeitig die anderen in unserer Gruppe dabei unterstützen, auch ihre zu stillen. Überleben hängt vom Halten eines delikaten Gleichgewichts zwischen den Bedürfnissen des Individuums und den Bedürfnissen des Stammes ab. Das Pflegen dieser Grenzen ist auch heute noch eine der großen Herausforderungen für die menschliche Rasse.

Wenn Sie emotionalen Schmerz erfahren haben, dessen Wurzeln unbefriedigte Bedürfnisse oder Grenzverletzungen sind, ist Ihr Gefühl des Verbundenseins mit dem großen Ganzen in Gefahr, was zu Angst, Frustration und Depression führt. Die physiologischen Veränderungen, die diese psychologischen Zustände begleiten, sind die Samen physischer Krankheit. Wenn man jedoch die durchbrochenen Grenzen wiederherstellt und sich durch gesunde Beziehungen wiederverbindet, können Geist und Körper heilen.

Liebende Beziehungen spielen bei den Heilungsreaktionen während aller Lebensstadien eine entscheidende Rolle. Zu früh geborene Babys entwickeln sich schneller, wenn man liebevoll mit ihnen schmust, Patienten, die Herzattacken erlitten haben, erholen sich schneller, wenn sie sich von ihrem Partner geliebt fühlen und Menschen mit Autoimmunkrankheiten legen in liebender Interaktion gesündere Immunreaktionen an den Tag.

Tatsächlich belegen zahlreiche wissenschaftliche Studien, dass Liebesbeziehungen eine entscheidende Zutat physischer Gesundheit sind. Wenn Sie sich für dergleichen interessieren, finden Sie eine Auswahl solcher Studien im Anhang.

Vordringen zum Kern des Schmerzes

Der nächste Schritt auf Ihrem Pfad zur Heilung bereitet Sie darauf vor, Ihre schmerzvollen Geschichten als Vorbereitung zum Loslassen Ihres toxischen Einflusses auf Ihr Leben zu destillieren. Zu diesem Zweck werden wir uns ein machtvolles Konzept aus der alten vedischen Tradition Indiens zunutze machen – das *Sutra.* Es ist wichtig, dass Sie verstehen, was ein Sutra ist und wie es funktioniert, wenn Sie Ihren Heilungsprozess fortsetzen, also lassen Sie uns einen kurzen Blick in die Geschichte werfen, um die essentielle Bedeutung und den Zweck von Sutras zu erforschen.

Das Weitergeben der Weisheit

Vor der Entwicklung der Schrift wurde das Wissen der verschiedenen Weisheitstraditionen von Generation zu Generation durch mündliche Überlieferung weitergegeben. Der Stil der Weitergabe des Wissens, wie ihn die vedischen Gelehrten vor Tausenden von Jahren entwickelt haben, ist als *Sutra* bekannt. *Sutra* ist ein Sanskritwort, das sich mit »Faden« oder »Stich« übersetzen lässt; es ist mit den Worten *Suture* und *Ligature* verwandt, die »Zusammenhalten« bedeuten.

In der vedischen Tradition ist ein Sutra ein Wort oder Satz, das eine tiefere oder weitläufigere Idee oder Geschichte zusammenhält. Die Lernenden waren in der Lage, die Sutras zu memorieren und das volle Verständnis der darin enthaltenen Weisheiten zu behalten. Beispielsweise ist im klassischen Yoga-Text, den Yoga-Sutren von Patanjali, dem Sanskrit-Sutra *yogah cittavritti nirodhah* (was »Yoga ist die schrittweise Beruhigung der Gedankenformen im Geist« bedeutet) die gesamte Yoga-Philosophie in drei Worten eingefangen. Zu dieser kurzen Formulierung wurden ganze Abhandlungen verfasst, die sich über ihre Bedeutung verbreiten und verschiedene Interpretationen bieten.

Was aber haben nun Sutras mit emotionaler Heilung zu tun? Sie sind die Stricke, die Ihre schmerzlichen Gedanken, Erinnerungen und Emotionen binden und Sie so an die Vergangenheit gefesselt halten. Unser Ziel bei diesem Schritt des Heilungsprozesses ist es, die mentalen Fäden zu identifizieren, die emotionalen Schmerz in das Gewebe Ihres Wesens eingenäht haben. Bedienen Sie sich zur Identifikation Ihrer emotionalen Sutras wiederum der Schmerzgeschichten, die Sie in Kapitel fünf als Antwort auf die Frage: *Welche Erfahrungen aus der Vergangenheit bereiten mir noch jetzt in der Gegenwart Schmerz?* heraufbeschworen haben.

Sie haben diese Geschichten mit einem Zuhörer geteilt, das Ereignis kommuniziert, die Gefühle, die es erzeugt hat, sowie deren kurz- und langzeitige Einflüsse auf Ihr Selbstgefühl und Ihre Beziehungen. Suchen Sie sich beim Durchgehen Ihrer Aufzeichnungen ein Wort oder eine kurze Formulierung, die als Sutra für jede dieser schmerzlichen Erfahrungen dienen kann. Sehen Sie diese Ausdrücke als Kapitelüberschriften oder Schlagzeilen, die die jeweils repräsentierte Geschichte schnell vor Augen rufen.

Ich habe kürzlich eine junge Frau beraten, deren Geschichte Ihnen vielleicht helfen kann, den Prozess der Suche nach einem Sutra besser zu verstehen. Anne hatte seit einigen Jahren unter chronischer Erschöpfung gelitten. Obwohl sie im Moment glücklich verheiratet war und ihre vier Jahre alte Tochter anbetete, wurde sie durch ihre Unfähigkeit gelähmt, jeden Tag mehr als nur eine Stunde aktiv zu sein. Trotz zahlreicher medizinischer Gutachten von sowohl Schul- wie Alternativmedizinern und einer Überfülle von Erklärungen (einschließlich Qecksilbervergiftung durch ihre Zahnfüllungen, Nahrungsallergien, Wirbelsäulensubluxationen, yin-Mangel usw.) verminderte sich ihre Lebensqualität. Bei unserer Heilarbeit gewann Anne Zugang zu frühen Erinnerungen, in denen ihr wütender Vater ihre Mutter und ihre ältere Schwester misshandelte. Sogar noch als junge Frau bekam sie exzessiv Prügel, und sie erinnerte sich daran, dass sie sich unter den Decken im Bett versteckte, wenn ihr Vater von der Arbeit nach Hause kam, weil sie hoffte, er würde sie so nicht entdecken.

Als sie sich diese Jahre des emotionalen und physischen Missbrauchs wieder ins Gedächtnis rief, bekam sie Zugang zu dem zurückgebliebenen Schmerz, der Wut, Einsamkeit und Angst, die sie vor vielen Jahren tief in ihrem Unterbewusstsein vergraben hatte.

Anne stellte fest, dass das Sutra, das ihre Kindheitserfahrung zusammenfasste, *auslöschbar* war, ein Wort, das zum Ausdruck brachte, dass sie zutiefst das Gefühl hatte, ihr Leben sei so unbedeutend, dass es von anderen mit Leichtigkeit ausgepustet werden konnte. Das ist die Essenz eines Sutra – es ist ein Wort oder eine Formulierung, die eine viel größere Geschichte einfängt.

Wenn Sie Ihre sieben schmerzhaftesten Geschichten durchgehen, identifizieren Sie das Schlüsselwort oder die Schlüsselformulierung, die die schmerzhafte Erinnerung zusammenhält. Wenn Sie mit dem Durchsehen der Geschichten fertig sind, werden Sie sieben Sutras identifiziert haben, die die größten Hindernisse zur Heilung Ihres Herzens repräsentieren.

Lockern Sie den Griff der toxischen Überzeugungen

Um die Vorbereitung zum Loslassen zu vollenden, schauen Sie sich die sieben (oder mehr) unerwünschten Merkmale an, die Sie bei der intuitiven Selbstreflektion in Kapitel vier festgestellt haben. Bitten Sie wiederum Ihren Zuhörer, mit Ihnen an diesem nächsten Prozess Anteil zu haben. Geben Sie Ihrem Partner folgende Anweisungen:

1. Ich werde dir gegenüber ein Wesensmerkmal zum Ausdruck bringen, das meinen Mangel an Selbstwertgefühl verstärkt.
2. Wenn ich dir dieses Merkmal enthülle, bitte ich dich, es mir zu spiegeln.
3. Ich werde dieselbe unerwünschte Eigenschaft dann nochmals wiederholen.
4. Du wirst sie mir wiederum spiegeln.
5. Dann wirst du zu mir sagen: »Ich liebe dich, auch wenn du diese Eigenschaft hast.«

Um zu verstehen, wie dieser Prozess funktioniert, stellen Sie sich vor, dass eine der negativen Glaubensvorstellungen, die Sie identifiziert haben, lautet, dass Sie ein Tölpel sind. Schließen Sie wiederum für einige Momente die Augen, und denken Sie darüber nach, wie diese toxische Überzeugung Ihr Leben beeinflusst hat. Halten Sie sich dann mit Ihrem Zuhörer an den Händen, schauen Sie sich in die Augen, und führen Sie folgenden Dialog:

Sie sagen:	*Ich bin ein Tölpel.*
Ihr Partner spiegelt:	*Ja, du kannst ein Tölpel sein.*
Sie wiederholen:	*Ich kann ein Tölpel sein.*
Ihr Partner spiegelt:	*Du kannst ein Tölpel sein.*
	Und … ich liebe dich trotzdem.

Benutzen Sie diese Struktur, um jede der sieben identifizierten Eigenschaften durchzugehen, teilen Sie die Eigenschaft mit, empfangen Sie das Feedback, teilen Sie die Eigenschaft nochmals mit, und nehmen Sie nochmals das Feedback sowie die bedingungslose Akzeptanz Ihres Partners an.

Wenn Sie nach der ersten Runde das Gefühl haben, dass noch eine emotionale Restladung bezüglich einer der Eigenschaften vorhanden ist, wiederholen Sie den Prozess, bis Sie die Ladung aller negativen Überzeugungen wirklich losgeworden sind. Sie werden durch diese Enthüllungsübung herausfinden, dass die unerwünschte Eigenschaft oder die Überzeugung, mit der Sie sich selbst matt setzen, ihre Macht über Sie verlieren. Scham und Verwundbarkeit lösen sich auf, weil Sie sich das jeweilige Merkmal bewusst »zu eigen« machen.

Zugang zum inneren Heiler gewinnen

Wenn Sie diesen Prozess alleine durchlaufen, können Sie Ihre Vorstellungskraft nutzen, um den beschriebenen Nutzen zu gewinnen. Beruhigen Sie wiederum Ihren Geist durch achtsames, meditatives Atmen, und stellen Sie sich Ihren heiligen Ort vor, wo Ihr symbolisches Wesen der Liebe und des Mitgefühls seine Wohnstatt hat. Stellen Sie sich vor, dass Sie bedingungslose Annahme von diesem Wesen erfahren, wenn Sie ihm die unangenehmen Eigenschaften bekennen, die Sie erkannt haben.

Sagen Sie jede Eigenschaft laut mit geschlossenen Augen, und stellen Sie sich Ihr heiliges Wesen vor, wie es Ihnen diese spiegelt. Hören Sie, wie es Ihnen seine uneingeschränkte Liebe darbietet, trotz der Eigenschaft, die Sie als negativ beurteilen, und wegen Ihrer Bereitwilligkeit, diese zu bekennen. Bekennen und umarmen Sie das entsprechende Wesensmerkmal, bis es seine Macht über Sie verloren hat.

Zelluläre Befreiung

Ihr Körper ist die unterbewusste Seite Ihres Geistes, die Erinnerungen in einem Code abspeichert, der Sprache übersteigt. Emotionen sind Träger von Energie, zu denen Sie Zugang gewinnen können, wenn Sie auf die Gefühle hören, die Ihr Körper erzeugt. In seinem Roman *Pan Aroma* erklärt der Autor Tom Robbins, es gäbe nur zwei Mantras im Leben: *yum* und *yuck.*[1] Dabei handelt es sich um die Mantras des Herzens, die uns über momentan gestillte oder ungestillte Bedürfnisse informieren. Der menschliche Geist ist äußerst geschickt, wenn es darum geht, emotionalen Schmerz zu ignorieren, bis er sich zu dem Punkt aufgebaut hat, wo man ihn nicht mehr übersehen kann.

Wenn Sie sich durch intuitive Selbstreflektion Zugang zu dem aufgestauten Schmerz geschaffen und durch Partnerarbeit oder in geführter Visualisation mit dem Befreiungsprozess begonnen haben, dann hat Sie das für den nächsten Schritt, den der physischen Freisetzung, vorbereitet. Der Prozess, den ich im nächsten Abschnitt beschreibe, ist der Dreh- und Angelpunkt für einen Quantensprung aus alten Mustern in neue Möglichkeiten. Wiederum gilt, dass Lesen nicht dasselbe ist wie Tun. Sie werden nicht davon profitieren, wenn Sie nicht jeden Schritt selbst tun, sodass ich Sie dazu ermutigen möchte, sich genau darauf einzulassen!

Machen Sie Ihre Liste, und überprüfen Sie sie zweimal

Gehen wir's nochmal durch. Wenn Sie Ihre Hausaufgaben gemacht haben, dann haben Sie mittlerweile sieben Erfahrungen identifiziert, die schmerzhafte Erinnerungen für Sie enthielten, sowie sieben Charakterzüge oder Überzeugungen, die Ihr Selbstwertgefühl gemindert haben. Schreiben Sie alles auf einer Seite nieder, sodass Sie die Worte sehen können, die die

Geschichte erzählen, von der Sie sich Ihr emotionales Leben diktieren haben lassen. Das könnte ungefähr so aussehen:

Schmerzhafte Geschichten:

1. Die jüngste Affäre meines Mannes: *Verletzung*
2. Die erste Affäre meines Mannes: *Verrat*
3. Der Tod meiner Mutter: *Leere*
4. Die abgebrochene Verlobung: *Erschütterung der Grundfesten*
5. Die Scheidung meiner Eltern: *Machtlos*
6. Der Verrat in der Highschool: *Peinlich*
7. Meine Entwurzelung mit elf: *Unsichtbar*

Schmerzhafte Eigenschaften:

1. *Tölpel*
2. *Nutzlos*
3. *Hässlich*
4. *Parasit*
5. *Idiot*
6. *Ichbezogen*
7. *Nicht liebenswert*

Der nächste Schritt ist es, sich ein sauberes Blatt Papier zu nehmen und die sieben Sutras aufzuschreiben, die die schmerzlichen Erfahrungen und Botschaften, die Sie internalisiert haben, enthalten. Es handelt sich dabei um das Destillat des Leidens in Ihrem Leben – all Ihre Kämpfe, kondensiert in vierzehn Worte oder kurze Formulierungen auf einer Seite.

Nun sind Sie bereit, ein Ritual zu vollziehen, bei dem Sie Ihrem Herzen, Ihrem Geist, Ihrem Körper und Ihrer Seele Ihre Bereitschaft erklären, die peinvolle Ladung loszulassen, die die jeweilige Information für Sie beinhaltet hat.

Rituale der Befreiung

Als Autor des Drehbuchs Ihres Lebens sind Sie selbst für das bewusste Schreiben einer neuen Geschichte verantwortlich. Dieses Ritual ist sowohl für die Welt als auch für Sie die Bekanntmachung: »*Dieses alte Kapitel geht zu Ende. Ein neues beginnt.*« Das Ritual soll ein großes *Ende* unter Ihre alte Geschichte setzen. Sie haben Ihre Schulden gezahlt. Es ist an der Zeit, heil zu werden.

Zuerst müssen Sie sich einen Ort in natürlicher Umgebung suchen, der nicht zu weit von Ihrer Wohnung weg liegt und an dem Sie allein sein können und nicht abgelenkt werden. Der ideale Ort wäre am Meeresstrand oder auch einem See. Andere Möglichkeiten sind ein Flussufer, ein Gebirgskamm, der Rand einer Wiese oder ein Wald. Das Wesentliche dabei ist es, einen offenen Ort zu finden, wo Sie mit Ihren Gedanken und Gefühlen allein sein können, ohne sich darüber Sorgen machen zu müssen, dass jemand Sie beobachtet.

Wenn Sie sich für eine natürliche Umgebung entschieden haben, die sich für Sie angenehm anfühlt, dann nehmen Sie sich ein paar Stunden Zeit, sodass Sie sich voll auf das Befreiungsritual konzentrieren können.

Der Prozess

Setzen Sie sich mit geschlossenen Augen ruhig für ein paar Minuten hin, und nehmen Sie die Geräusche, Eindrücke und Düfte auf, die Sie umgeben. Sobald Sie sich sicher sind, den richtigen Ort gefunden zu haben, sammeln Sie mindestens vierzehn Steine. Diese werden als Vehikel für das Loslassen fungieren.

Stellen Sie sich nun mit geschlossenen Augen ans Ufer oder den Rand des Ozeans, des Flusses, des Sees oder der Wiese, und halten Sie den ersten Stein an Ihr Herz. Richten Sie nun

Ihre Aufmerksamkeit auf das erste Sutra, in das Sie eine schmerzhafte Erfahrung formuliert haben. Erlauben Sie es der Geschichte nochmals, sich vor Ihrem Bewusstsein abzuspielen, und verankern Sie sich gleichzeitig in der Intention, den Stein mit Ihren schmerzhaften Gefühlen »aufzuladen«. Das dauert normalerweise ungefähr zehn Minuten. Der Zweck dieses Schrittes im Ritual ist es, die emotionale Ladung von den Fakten der Geschichte zu trennen.

Wenn Sie das Gefühl haben, der Stein sei voll »aufgeladen«, dann werfen Sie ihn mit aller Kraft von sich. Brüllen, schreien oder fluchen Sie so laut Sie können, um die kathartische Freisetzung des emotionalen Ama, das Sie mit sich herumgetragen haben, zu unterstützen. Die einzige Beschränkung bei dieser Übung ist, dafür zu sorgen, dass Sie sich nicht selbst verletzen.

Wenn Sie den ersten Stein fliegen gelassen haben, zentrieren Sie sich im Herzen und seien Sie präsent bei Ihren Gefühlen. Wenn Tränen aufsteigen wollen, dann lassen Sie sie ohne Widerstand fließen. Wenn Sie das Gefühl haben, wieder in Ihrem Zentrum angekommen zu sein, dann richten Sie Ihre Aufmerksamkeit auf das Sutra, das die Essenz der zweiten schmerzhaften Erfahrung eingefangen hat, zu der Sie Zugang gewonnen haben. Halten Sie einen weiteren Stein an Ihr Herz, und wiederholen Sie den Prozess: Sie spielen das ganze schmerzhafte Szenario noch einmal auf dem Schirm Ihres Geistes ab und »laden« dabei den Stein mit Ihren quälenden Gefühlen auf. Nachdem Sie sich die Geschichte ungefähr für zehn Minuten erzählt haben, werfen Sie den Stein ins Meer, die Schlucht oder wohin auch immer, je nach dem, wo Sie sich befinden, und benutzen Sie dabei Ihren Körper und Ihre Stimme, um loszulassen.

Setzen Sie das Ritual fort, bis Sie alle sieben Ihrer schmerzhaftesten Erfahrungen verarbeitet haben. Die meisten Menschen haben das Gefühl, dass sich die Ladung vermindert, je weiter sie die Liste nach unten gehen. Dennoch sollten Sie den Prozess nicht kurzschließen, indem Sie sich denken: »Schon kapiert« und dann die übrigen Steine einfach wegwerfen. Wenn Sie wirklich die maximale Erleichterung erfahren wollen, müssen Sie das ganze Ritual bei jeder Erinnerung durchführen, auch dann, wenn es über das hinausgeht, was Ihnen angenehm ist.

Bemogeln Sie sich nicht selbst! Das ist eine Chance, emotionale Freiheit einzufordern.

Entehrende Überzeugungen loslassen

Gerade so, wie Sie die emotionale Ladung schmerzhafter Erfahrungen aufgeschlossen und losgelassen haben, verarbeiten Sie nun Ihre unerwünschten Überzeugungen. Halten Sie einen Stein an Ihr Herz, und rufen Sie sich die erste negative Eigenschaft oder Überzeugung ins Bewusstsein. Während Sie sich die Geschichte, die mit dieser Eigenschaft verknüpft ist, noch einmal ansehen, stellen Sie sich vor, wie Sie den Schmerz herausziehen und ihn in den Stein übertragen. Wenn Sie das Gefühl haben, dass eine Trennung zwischen der Geschichte und Ihren Emotionen erfolgt ist, lassen Sie den Stein mit Leidenschaft los, und benutzen Sie dabei wieder Ihren Körper und Ihre Stimme. Nehmen Sie sich auch hier wieder Zeit, sich jede Eigenschaft in Erinnerung zu rufen, sie zu entladen und loszulassen.

Schritt zur Freiheit

Ich bitte die Teilnehmer während jedes Workshops, einige Verbindlichkeiten einzugehen – anwesend zu sein, Verantwortung zu übernehmen, ehrlich zu sein, sich zu bemühen, sich auszudrücken, sich zu bewegen und zu dehnen. Ich bitte Sie nun um dasselbe. Wenn Sie dieses Kapitel gelesen haben, ist es nun an der Zeit, dass Sie auch handeln. Nehmen Sie Ihre Liste schmerzhafter Erfahrungen und unangenehmer Eigenschaften und vollziehen Sie das Ritual des Loslassens. Wer von euch ohne Sünde sein will … muss alle Steine werfen!

Wenn Sie die Befreiungsrituale abgeschlossen haben, dann seien Sie sanft mit sich und lassen Sie es für den Rest des Tages ruhig angehen; erlauben Sie es Ihrem Geist und Ihrem Körper, das zu verdauen, was Sie erlebt haben. Kommen Sie in Ihrem neuen Seinszustand an. Viele Menschen fühlen sich heiter, wenn Sie dieses Ritual vollzogen haben, aber es ist nicht ungewöhnlich, Erschöpfung und Leere zu empfinden. Selbst ein unangenehmes Denk- und Gefühlsmuster verstärkt das Selbstgefühl durch seine Vertrautheit. Wenn Sie sich fragen: *Wer bin ich, wenn nicht die Geschichte, die ich mir da erzählt habe?*, dann versichere ich Ihnen, dass die Leere, die Sie jetzt fühlen, zu dem Raum werden wird, in den bald Liebe, Vitalität und neue Ziele strömen werden. Rasten Sie ein wenig, hören Sie sich eine entspannende Musik an, nehmen Sie ein warmes Bad und applaudieren Sie sich für die großartige Arbeit, die Sie im Bestreben, frei zum Lieben zu werden, geleistet haben.

*

Sie haben nun die Schwelle zur Heilung überschritten und können nicht wieder in den vorigen, verstrickten Zustand zurückfallen. Da Sie sich von den unfrei machenden Effekten beschränkender Geschichten und Überzeugungen gelösthaben, haben Sie in Ihrem Herzen Platz für mehr Liebe, Erfüllung und Gnade geschaffen. Aus ayurvedischer Perspektive ist dies der Punkt, wo Sie am empfänglichsten für die Segnungen von Verjüngung und Rast sind. Sie haben die emotionalen Toxine der Vergangenheit freigesetzt und sind nun bereit, sich mit erweiterter Liebe und Energie zu stärken.

7.

Selbstverjüngung durch Liebe

Wo Hass ist, lasst mich Liebe sähen.
Hl. Franziskus von Assisi

Im Katha Upanishad, einem alten heiligen Text aus Indien, blamiert ein kleiner Junge, Nachiketa, seinen Vater in der Öffentlichkeit. Sein Vater ist so gedemütigt, dass er seinen Sohn mit dem vedischen Äquivalent von »Fahr zur Hölle« in seinem Zorn anschreit: »Ich sende dich in den Tod!« Nachiketa akzeptiert seine Verbannung und teleportiert sich mit Hilfe seiner meditativen Fähigkeiten in das Reich von Yama, dem König des Todes. Als er ankommt, erklären ihm Yamas Helfer, Yama sei auf Geschäftsreise und sammle Seelen von einer jüngst ausgebrochenen Epidemie ein und würde daher für einige Tage nicht nach Hause kommen. Nachiketa setzt sich vor die Tür des Todes und meditiert in völliger Selbstbeherrschung. Als Yama nach drei Tagen endlich eintrifft, informieren seine Assistenten ihn, dass Nachiketa ein Niveau von Gelassenheit an den Tag gelegt habe, das nur wenige auf der Schwelle des Todes beweisen. Yama weckt Nachiketa aus seiner Trance und entschuldigt sich für die schlechten Manieren seiner grobschlächtigen Helfer und bietet dem Jungen eine Entschädigung, weil er warten musste. Nachiketa bittet sofort darum, dass sein Vater ihm vergibt, wenn er ins Land der Lebenden zurückkehrt. Yama versichert ihm, dass sein Vater, wenn er ihn gesund und am Leben zu Gesicht bekäme, ihm sofort vergeben würde.

Diese alte Geschichte enthält eine machtvolle Botschaft. Auf dem Pfad zu emotionaler Freiheit ist Vergebung unser Navigationsinstrument. Groll, Klagen und Bedauern stören unseren Frieden und machen es unmöglich, voll präsent zu sein. Eine ähnliche Botschaft findet sich im ägyptischen Mythos des Anubis, ein Gott, dem wir im Tod begegnen und der unser Herz mit der Feder der Gerechtigkeit wiegt. Wenn unser Herz leichter als die Feder ist, werden wir für alle Ewigkeit befreit. Wenn unser Herz jedoch von der Bürde von Groll und Bedauern schwer geworden ist, wird es von Ammit, dem Gott der Zerstörung, gefressen.

Vordringen zur Vergebung

Wenn uns die Handlungen eines Menschen Schmerz verursachen, ist es ganz natürlich, sich auf eine innere Konversation, die von Groll geprägt ist, einzulassen. Der Geist spielt die Beleidigung immer wieder ab und wiederholt die Geschichten stets aufs Neue. *Meine Frau hat mich betrogen. Mein Vater hat mein Vertrauen zerstört. Mein Partner ist nicht für mich eingestanden.* Und so weiter. Der buddhistische Text des Dhammapada erinnert uns daran, wie wichtig es ist, uns von den toxischen Konversationen zu befreien, die unseren Geist besetzt halten.

Hass kann nie dem Hass ein Ende setzen.
Dies ist die ewige Wahrheit.
Die Menschen vergessen, dass ihr Leben nur kurz ist.
Für die, die dessen eingedenk sind, enden alle Zwistigkeiten.

Wenn wir betrachten, wie es möglich ist, dass jemand sich auf eine Art verhält, die Leiden für uns erzeugt, ist es nützlich, wenn man erkennt, dass ihre Entscheidungen die Geschichten widerspiegeln, die sie gelebt haben. Auch wenn sie nicht immer besonders gut sind, gibt es doch Gründe, warum die Leute manchmal Entscheidungen treffen, die andere verletzen. Das liegt des öfteren daran, dass sie bei ihrem momentanen Grad an Achtsamkeit nicht in der Lage waren, sich andere Optionen klarzumachen, mit denen sie ihre Bedürfnisse auf eine Art und Weise hätten stillen können, die anderen keinen Schmerz zufügt. Selbst die scheinbar unverständlichsten Tragödien, die von schrecklichen Gewaltakten ausgelöst wurden, werden verständlicher, wenn wir uns den Kontext dessen ansehen, was geschehen ist. Sehen wir uns die folgenden Beispiele an.

Ein kleiner Junge wurde regelmäßig von seinem Vater geschlagen. Zwei seiner Brüder und eine Schwester starben, als er noch ein Kind war. Der Vater des Jungen starb, als er vierzehn und seine Mutter, als er achtzehn war. In der Schule brachte er wenig zuwege und mit zwanzig war er obdachlos. Er wuchs voller Wut und ohne Liebe auf. Es bedarf keiner großen Vorstellungskraft, dass Adolf Hitler unfähig gewesen wäre, seine Verbrechen gegen die Menschheit durchzuführen, wenn seine frühe Kindheit von mehr Liebe und Unterstützung geprägt gewesen wäre.

Der Vater eines andere Jungen starb, als seine Mutter mit ihm schwanger war. Ein paar Monate später starb auch der Bruder des Jungen. Seine Mutter versuchte, sich umzubringen, indem sie sich vor einen Bus warf, und als das keinen Erfolg hatte, schlug sie mit den Fäusten auf ihren Unterleib ein, als wollte sie sagen: »Wenn ich schon meinen Mann und mein Kind verloren habe, was soll dieses Baby mir noch Gutes bringen können?« Als ihr Sohn geboren war, wollte sie nichts mit ihm zu tun haben und gab ihn weg, damit er bei einem Onkel leben sollte. Wiederum kann man sich leicht vorstellen, dass Saddam Hussein kein brutaler Diktator, der für den Tod Tausender Menschen verantwortlich war, geworden wäre, wenn sein Leben anders angefangen hätte.

Natürlich sind wir für unsere Entscheidungen verantwortlich, und es gibt genug Beispiele von Leuten, die, obwohl sie in einem Umfeld des Missbrauchs und des Mangels aufgewachsen sind, heranwachsen und ein wunderbares Leben des Dienstes und des Mitgefühls führen. Dennoch hilft es uns, zu vergeben, wenn wir die Erfahrungen der anderen verstehen, was notwendig ist, wenn wir völlig heil und frei zum Lieben werden wollen.

Eine Geschichte des Verstehens schaffen

Denken Sie an eine Person in Ihrem Leben, mit der Sie schmerzliche Erfahrungen assoziieren. Das kann ein ehemaliger Verlobter, ein aggressiver Chef, ein missbräuchlicher Stiefvater oder ein bester Freund sein, der Ihr Vertrauen missbraucht hat. Betrachten Sie die Interaktionen, in die Sie mit der Person, die Ihnen Schmerz bereitet hat, getreten sind. Zu dem Zweck, Ihr Herz von den Verstrickungen zu befreien, die durch Groll erzeugt werden, verlagern Sie jetzt Ihren Fokus von dem, was Ihnen passiert ist, hin zu dem, was im Leben der Person, die für Ihr Leid verantwortlich ist, geschehen ist.

Nehmen Sie Zugang zu dem, was Sie über das Leben dieses Individuums wissen, und beginnen Sie, seine Biographie zu rekonstruieren. Das Ziel dabei ist es, zu verstehen, wie die Person, die Ihnen Kummer bereitet hat, das tun konnte, was sie getan hat. Halten Sie die Details fest, derer Sie sich bewusst sind, und füllen Sie die Lücken mit Ihrer Vorstellungskraft. Hier einige Fragen, die Ihnen bei diesem Schritt helfen können.

- Was wissen Sie (oder was können Sie sich vorstellen) über den emotionalen und physischen Gesundheitszustand von seinen Eltern oder Bezugspersonen?
- Haben die Eltern der Person, die Ursache Ihres Leidens war, diese »geplant« und herbeigesehnt?
- Wie wurde diese Person als Baby und Kleinkind behandelt?

- In welcher Verbindung stand sie zu Familienmitgliedern und Gleichaltrigen?

Nehmen Sie sich beim Konstruieren einer Biographie Zeit, die Ihnen zu verstehen hilft, wie diese Person zu der werden konnte, die in der Lage war, Dinge zu tun, die Ihnen (und höchstwahrscheinlich auch anderen) Schmerz bereitet haben.

Rachels Geschichte

Rachel, eine Teilnehmerin bei einem der letzten »Free to love«-Workshops, hatte ungeheuren Schmerz und Zorn auf ihren Stiefvater Jack mit sich herumgetragen, der sie als Kind emotional und physisch missbraucht hatte. Seit vier Jahren hatte sie mit zwei lähmenden Gesundheitsstörungen zu kämpfen: dem Reizdarmsyndrom und Fibromyalgie. Obwohl sie bei Gastroenterologen, Rheumatologen, Naturheilern und Experten in traditioneller chinesischer Medizin Hilfe gesucht hatte, hatte ihr all das nur eine gewisse Linderung der Symptome verschafft. Obwohl ihr einige Antidepressiva und Schlafmittel etwas halfen, schrieb Rachel ihre Konzentrationsschwäche und die Pfunde, die sie zugelegt hatte, den Nebenwirkungen dieser Medikamente zu. Ihre Beziehungen waren ähnlich leidgebeutelt, da sie sich ausnahmslos Männer aussuchte, die ihr geringes Selbstwertgefühl wahrnahmen und es verstärkten.

Während der Workshops führte Rachel Rituale aus, die den Schmerz, der mit ihrer leidvollen Geschichte verknüpft war, identifizieren, in Bewegung bringen und loslassen helfen sollten, aber sie fühlte immer noch die Nachwirkungen dieser Grenzverletzungen. Sie sagte: »Ich habe das Gefühl, es ist ein Loch in meinem Herzen, aus dem die Energie herausleckt.«

Anfangs wehrte sich Rachel gegen die Idee, sich das Leben ihres Stiefvaters anzuschauen und nach einer Erklärung für sein Verhalten zu suchen. »Der Mann war ein Ungeheuer«, sagte sie,

»und ich werde nie verstehen können, warum er mich so behandelt hat, wie er es getan hat.« Da jedoch alle ihre früheren Versuche, eine Linderung ihrer lähmenden Gesundheitsstörungen zu bewirken, fehlgeschlagen waren, war sie nach und nach willens, den Verstehensprozess zumindest auszuprobieren. Mit Unterstützung und Ermutigung begann sie, die Erinnerungsfragmente über das Leben ihres Stiefvaters, die sie vor langer Zeit begraben hatte, sich vor Augen zu rufen. Auch ließ sie sich motivieren, ihre Mutter anzurufen und mehr Details über ihn herauszufinden.

Durch die Gespräche mit ihrer Mutter erfuhr Rachel, dass Jacks Vater Alkoholiker gewesen war, der seinen Sohn oft physisch misshandelt hatte, bevor er die Familie schließlich verließ. Jack war als Kind klein und dürr gewesen und oft gehänselt worden, als er in Queens, einem Viertel von New York, aufwuchs. Kurz bevor er in die Armee eintrat, heiratete er das erste Mal, aber während eines Einsatzes musste er erfahren, dass seine Frau eine Affäre hatte und sich von ihm scheiden ließ. Jack begann, heftig zu trinken, während er seinen Militärdienst leistete, und hatte auch nach seiner Entlassung mit Alkoholproblemen zu kämpfen.

Als die schmerzbeladene Geschichte ihres Stiefvaters sich vor ihren Augen zusammenfügte, stellte Rachel fest, dass sie über die Qual, die sein Leben, das ihrer Mutter und ihrer selbst durchzog, weinen musste. Dank dieses Verständnisses fühlte sie zum ersten Mal ein kleines Rinnsal an Vergebung, das bisher unerreichbar für sie gewesen war. Mit der Zeit lernte sie zu erkennen, dass die Misshandlungen ihres Stiefvaters nichts damit zu tun hatten, wer sie war, sondern vielmehr der Selbstausdruck eines Mannes waren, dessen Herz von Leid und Selbsthass erfüllt gewesen war. Sie hörte auf, sich in diesem Zerrspiegel zu sehen, und begann, ihr Selbstwertgefühl, ihre Gesundheit und ihre Liebesfähigkeit wiederherzustellen.

Intentionen und Handlungen

Wenn Sie eine Geschichte des Verstehens weben, werden Sie erfahren, wie die Samen des Mitgefühls in Ihrem Herzen zu sprießen beginnen. Die lebensfeindlichen Handlungen, die Ihnen Leid zugefügt haben, sind inakzeptabel, und dennoch kann es Ihnen helfen, sich aus der Gefangenschaft Ihrer emotionalen Turbulenzen zu befreien, wenn Sie erkennen, dass die Menschen immer ihr Bestes tun, wenn man die Ressourcen, die ihnen zu einem bestimmten Zeitpunkt zur Verfügung stehen, in Anschlag bringt.

Wenn Sie die Geschichte der Person, die Ursache Ihres Schmerzes war, in Erfahrung gebracht und so Einsicht in ihr Verhalten gewonnen haben, sind Sie jetzt für den nächsten Schritt bereit. Machen Sie für ein paar Minuten herzöffnende Yoga-Übungen, um Körper, Herz und Geist aufeinander einzuschwingen. Setzen Sie sich dann bequem hin, schließen Sie die Augen, richten Sie Ihre Aufmerksamkeit auf Ihr Herz und stellen Sie sich diese Frage:

Was kann ich tun, um der Person für den Schmerz, den ich wegen ihrer Worte/ihrer Handlungen erfahren musste, zu vergeben?

Die Gewichtung liegt hier darauf, was *Sie* tun können, nicht auf dem, was Sie wollen oder erwarten, dass die betreffende Person tut. Sie haben keine Kontrolle über die Entscheidungen der anderen Person, und daher kann auch die Freiheit Ihres Herzens nicht von deren Handlungen abhängig sein. Überlegen Sie, welches Verhalten Ihnen zum Loslassen helfen kann, wenn Sie reinen Tisch machen wollen. Nehmen Sie die Energie, die in dem Schmerz gebunden ist, und lenken Sie sie in eine heilende, lebensbejahende Handlung.

Sie können einen Brief schreiben, ein Erinnerungszeichen in der Erde vergraben, ein Objekt oder Pfand, das für Sie mit der Person in Verbindung steht, verbrennen, eine Organisation gründen, die anderen hilft, Grenzüberschreitungen, wie Sie sie erlebt haben, nicht erleiden zu müssen oder sich davon zu erholen, oder zum Wohl anderer einen Artikel oder ein Buch schreiben, das ihre Erfahrung dokumentiert. Tun Sie etwas, um Schlechtes in Gutes, Schmerz in Segen zu verwandeln.

Rachel entschied, dass das Beste, was sie tun konnte, um zu vergeben und mit ihrem Leben weiterzumachen, für einige Zeit im Welcome Center eines örtlichen Veteranenkrankenhauses Volontärarbeit zu leisten. Durch die Interaktion mit den älteren Veteranen konnte sie ihre Perspektive für die Herausforderungen, denen sich ihr Stiefvater hatte stellen müssen, erweitern, und es so erlauben, dass Verständnis, Vergebung und Mitgefühl in ihr heranwuchsen.

Es ist nicht die Größenordnung der Handlung, die hierbei eine Rolle spielt. Es geht nicht darum, ob Sie nun eine kleine finanzielle Spende leisten oder eine neue, nicht profitorientierte Organisation ins Leben rufen. Wichtig ist, dass Sie *etwas tun*, das Ihre Bereitschaft und Ihre Willigkeit zu Vergebung und Loslassen symbolisiert.

Sich selbst vergeben

Da Sie ein menschliches Wesen sind, stehen die Chancen gut, dass manches Mal in Ihrem Leben andere Personen als Ergebnis der Entscheidungen, die Sie getroffen haben, emotionalen Schmerz erfahren haben. Wenn Sie Ihre eigene Fähigkeit, auf eine Art und Weise zu handeln, die zum jeweiligen Zeitpunkt als die beste oder notwendig schien, die aber nichtsdestoweniger anderen Schaden zugefügt hat, erkennen, kann Ihnen das helfen, sich von Ihren Urteilen zu lösen und Vergebung zu erwecken.

Schließen Sie die Augen, machen Sie ein paar tiefe Atemzüge, und ruhen Sie in Ihrem Herzen. Richten Sie jetzt Ihre

Aufmerksamkeit auf etwas, das Sie gesagt oder getan haben, das ganz klar einem anderen Kummer oder Leid bereitet hat. Schätzen Sie Ihre Situation so objektiv wie möglich ein, und ziehen Sie Ihren Lebenskontext zu der Zeit in Erwägung, als Sie das Schmerz erzeugende Verhalten an den Tag legten. Was haben Sie getan oder nicht getan, um jemandem weh zu tun? Was waren die Konsequenzen Ihrer Handlungen? Was haben Sie aus der Erfahrung gelernt? Richten Sie Ihre Aufmerksamkeit ohne Widerstand und Leugnen auf alle Details der Geschichte, und achten Sie auf die wichtigen Entscheidungen, die Sie getroffen haben und die letztlich dazu führten, dass ein anderer Schmerz erfuhr. Nehmen Sie sich jetzt etwas Zeit, die Geschichte aufzuzeichnen, zu beschreiben, was geschah, die Konsequenzen Ihrer Handlungen und die Gefühle sowohl der verletzten Person als auch Ihrer Selbst zu beschreiben. Nachdem Sie Ihre tätige oder Unterlassungssünde vollständig dokumentiert haben, schließen Sie wiederum die Augen, verankern Sie Ihre Aufmerksamkeit im Herzen, und stellen Sie sich folgende Frage:

*Was bin ich zu **tun** bereit, um mich zu befähigen, mir für meine Handlungen, die einem anderen Schmerz bereitet haben, zu vergeben?*

Es kommt nicht selten vor, dass die Leute eher bereit sind, anderen zu vergeben als sich selbst. Selbstanklage, Reue und Bedauern mögen eine zeitlang hilfreich sein, um ihre Aufmerksamkeit auf Verhaltensmuster zu lenken, die verletzende Folgen hatten, aber das Leben ist zu kurz, um den Schmerz endlos mit sich herumzutragen. An einem gewissen Punkt wird die Schuld zu einer Falle, die uns daran hindert, die Lektion so zu lernen, dass sie einen segensreichen Effekt mit sich bringt.

Selbstmitleid kann eine Maske für Selbstherrlichkeit sein, wobei Schuldgefühle und Bedauern die Leute hindern, Heilung und Liebe in ihrem Leben zu umarmen. Zum Beispiel habe ich neulich eine Frau namens Cary beraten, die an Schlaflosigkeit litt. Sie erzählte mir, dass sie nachts wachlag und sich Selbstvorwürfe wegen des Todes ihrer Mutter in einem Pflegeheim machte. Sie war nicht in der Lage gewesen, sich zu Hause um ihre Mutter zu kümmern, weil ihre eigene Arthritis es schwierig machte, ihrer Mutter die physische Unterstützung zukommen zu lassen, die sie brauchte. Als gläubige Christin glaubte Cary, ihre Mutter sei im Himmel, also fragte ich sie, ob sie auch glaube, ihre Mutter habe ihr vergeben. Sie antwortete ohne zu zögern: »Natürlich.« Dann fragte ich sie, ob sie nicht auch glaube, dass Gott ihr vergeben habe, und sie bestätigte, dass sie auch an einen vergebungsreichen Schöpfer glaube. Als ich sie darauf hinwies, dass sie mehr von sich verlangte als ihre verschiedene Mutter und selbst Gott, erkannte sie, dass es an der Zeit war, sich wieder dem Leben zuzuwenden, das ihre liebende Mutter sich für sie gewünscht hätte.

Das Beste geben

Das Leben ist zum Lernen da, und evolutionäres Wachstum basiert auf dem Prinzip von Versuch und Irrtum. Der Dichter Maya Angelou hat das so formuliert: »Mit dem, was wir wissen, fangen wir das Beste an, und wenn wir's besser wissen, dann machen wir's auch besser.«

Sie sind nun durch Ihre Erfahrungen in einer Position, von der aus Sie sich einem neuen Handlungskurs zuwenden können, der Ihre Bereitschaft, Verantwortung für Ihre verletzenden Handlungen zu übernehmen sowie Ihre Willigkeit, es anders zu machen, zum Ausdruck bringt.

Wenn Sie bewusst etwas wieder gutmachen, von dem Sie wissen, dass es zu Schmerz geführt hat, dann hilft das, die Waagschalen des Lebens wieder auszubalancieren und erlaubt es so der Vergangenheit, vergangen zu sein, und der Zukunft, sich zu entfalten. Überlegen Sie, was eine angemessene Buße für Sie wäre, um mit Ihrem Leben weitermachen zu können. Vielleicht könnte sie darin bestehen, einen Brief zu schreiben und um Verzeihung zu bitten, Volontärarbeit für eine wohltätige Organisation zu leisten oder eine Spende für etwas zu leisten, das mit Ihrer Übertretung in Verbindung steht.

Ich wiederhole es nochmal: Das Leben ist zum Lernen da. Wenn Sie sich achtsam der Tatsache gewahr sind, dass Ihre Entscheidungen unbeabsichtigte Konsequenzen gehabt haben mögen, dann packen Sie diese Gelegenheit beim Schopf und richten Sie sich darüber auf emotionale Freiheit aus.

Bekennen befreit das Herz

Bei diesem Schritt brauchen Sie abermals einen Partner, der Ihnen zuhört, jemand, dem Sie die Geschichte, wie Sie etwas getan haben, das anderen Schmerz bereitet hat, anvertrauen können. Bitten Sie Ihren Partner wie zuvor, Ihnen zuzuhören, ohne Sie zu unterbrechen. Teilen Sie ihm auch mit, worauf Sie sich verpflichtet haben, um Wiedergutmachung für Ihr Handeln zu leisten. Wenn Sie fertig sind, bitten Sie Ihren Partner, diese drei Sätze zu Ihnen zu sagen:

Es tut mir leid wegen des Schmerzes, den du erzeugt hast.

Ich bin sicher, dass du von deinem damaligen Bewusstseinszustand aus gesehen das Beste getan hast.

Ich nehme an, dass du die Verpflichtung zur Wiedergutmachung, die du übernommen hast, ehren wirst, und so ist dir vergeben.

Ich bitte die Teilnehmer während meiner Workshops, ihre Geschichte solange mehreren unterschiedlichen Leuten zu enthüllen, bis sie es müde sind und die emotionale Ladung sich aufgelöst hat. Dieser Prozess bedarf normalerweise einiger Wiederholungen, also schauen Sie, ob Sie nicht drei unterschiedliche Menschen finden, denen Sie vertrauen und Ihre Geschichte mitteilen können. Bekräftigen Sie jedes Mal Ihr Versprechen, etwas zu tun, was Ihre Entschlossenheit, den angerichteten Schaden (soweit als möglich) gutzumachen, kundtut, und bitten Sie jede der Person, obige drei Sätze zu Ihnen zu sagen.

Vergebung visualisieren

Wenn Sie keinen Partner haben, bei dem Sie das Gefühl haben, Sie könnten Ihre Geschichte gefahrlos mitteilen, dann können Sie mit einer Visualisierung arbeiten, um einen ähnlichen Nutzen zu erzielen. Setzen Sie sich bequem hin, schließen Sie die Augen, nehmen Sie ein paar tiefe Atemzüge, und stellen Sie sich vor, Sie wären an einem geschützten Ort natürlicher Schönheit, wie beispielsweise einem Gebirgskamm, der ein üppig bewachsenes Tal übersieht, oder einem warmen, tropischen Strand.

Stellen Sie sich vor, dass an diesem heiligen Ort ein Wesen der Liebe und des Mitgefühls unter einem mächtigen Baum der Weisheit sitzt. Ihr Wesen kann eine religiöse Figur, ein weiser Mann oder eine weise Frau oder auch ein himmlisches Lichtwesen sein.

Bekennen Sie diesem heiligen Archetyp die Episode, die zu Schmerz geführt hat, genauso, wie Sie sie einem Menschen erzählen würden, der neben Ihnen sitzt. Teilen Sie mit geschlossenen Augen dem Wesen die Geschichte so mit, als wären Sie persönlich mit ihm zusammen.

Wenn Sie mit dem Erzählen fertig sind, stellen Sie sich vor, wie Ihr innerer Heiler Ihnen die drei Sätze sagt:

Es tut mir leid wegen des Schmerzes, den du erzeugt hast.

Ich bin sicher, dass du von deinem damaligen Bewusstseinszustand aus gesehen das Beste getan hast.

Ich nehme an, dass du die Verpflichtung zur Wiedergutmachung, die du übernommen hast, ehren wirst, und so ist dir vergeben.

Setzen Sie sich, wenn Sie die Geschichte einige Male erzählt haben, alleine hin, und beruhigen Sie Ihren Geist durch Meditation. Erzählen Sie sich die Geschichte nun noch ein letztes Mal selbst, so ehrlich wie möglich.Wenn Sie sich selbst für die Handlungen, die bei anderen Leid erzeugt haben, vergeben haben, treffen Sie die Entscheidung, auch anderen für den Schmerz zu vergeben, den sie Ihnen bereitet haben. Wenn Sie erst voll erkannt haben, dass die Geschichten, die Sie erzählen, Ihre Lebensqualität definieren, haben Sie die Freiheit zu lieben gewonnen.

Es in Rauch aufgehen lassen

Ich habe Ihnen zuvor das ayurvedische Prinzip des Agni vorgestellt, wobei es sich um das innere Feuer handelt, das uns befähigt, die Ereignisse in unserem Leben zu verdauen. Wenn das Feuer der Transformation die Arbeit leistet, uns das anzuverwandeln, was uns geschieht, transformieren wir die Erfahrungen, die wir machen, in etwas, was uns nährt und lehrt. Ein gesundes Feuer erzeugt Wärme und Licht und lässt nur Asche als Rückstand zurück. Ein schwaches Feuer hingegen vermag es nicht, das Rohmaterial unserer Erfahrungen zu verwandeln, erzeugt Rauch und lässt verkohlte Überreste zurück.

Der nächste Schritt im Heilungsprozess ist ein Ritual auf der Grundlage der transformierenden Macht des Agni. Dazu brauchen Sie einen geschützten Ort, wo Sie ein Feuer machen können, z. B. eine Feuergrube im Freien oder ein offener Kamin im Haus. Nehmen Sie Ihre Liste schmerzlicher Erinnerungen und toxischer Charaktermerkmale (die Sutras, die Sie vorher geschrieben haben) als Zeichen Ihres Engagements dafür, die Erfahrungen aus der Vergangenheit zu verwandeln. Fügen Sie dieser ein paar Worte hinzu, die die von Ihnen begangene persönliche Taktlosigkeit, Grenzverletzung oder Ungehörigkeit, die Sie soeben identifiziert haben, repräsentieren.

Wenn Sie Ihre Liste dann fertig haben, entzünden Sie ein Feuer und verbrennen Sie sie als Opfer an die verwandelnden Flammen des Agni. Bei unseren Workshops im Chopra Center machen wir ein großes Lagerfeuer und laden jeden Teilnehmer dazu ein, sein Inventar an schmerzhaften Erinnerungen und Charakterzügen dem Feuer zu übergeben. Dann grillen wir Marshmallows und machen »Geschmorte« mit Schokolade und Graham Crackers. Die Symbolik dahinter ist klar: Wir haben die Fähigkeit – *Sie* haben die Fähigkeit – Sorgen ins Süßes zu verwandeln.

Schritt zur Freiheit

Ehren Sie Ihr Versprechen, alle Streitigkeiten mit anderen und mit Ihnen selbst beizulegen. Der Zorn, die Feindschaft und der Groll, von denen Sie glauben, Sie würden sie auf einen anderen richten, verletzt in Wahrheit nur Ihr eigenes Herz. Nelson Mandela hat uns den Hinweis gegeben: »Groll zu hegen ist, als ob man Gift trinkt und dann hofft, es würde unsere Feinde töten.« Tun Sie, was nötig ist, um Ihrem Herzen und denen, die Sie lieben, Frieden zu bringen.

Das Ritual ist wichtig

Kürzlich trat ein Mann an mich heran, der zugab, einen Groll gegen mich gehegt zu haben. Eine Frau, mit der er sich über Jahre immer wieder getroffen hatte, hatte einen unserer Workshops im Chopra Center mitgemacht und war seitdem nicht länger willens, ihre emotional turbulente Beziehung fortzusetzen. Der Groll hatte für einige Monate in ihm geschwelt und seinen Frieden gestört. Als ich ihn fragte, wie ich ihm helfen könne, sagte er mir, dass es ihm schon half, dass ich zuhörte.

Ich habe bei diesem Austausch aus erster Hand gelernt, wie die Person, die Hass, Groll oder Feindschaft hegt, unverhältnismäßig viel mehr leidet als die, auf die sich die negativen Gefühle richten. Ich war mir des Leidens dieses Mannes noch nicht einmal bewusst, und dennoch glaubte er unterbewusst, mir mit seinem Zorn wehzutun.

Es ist wichtig zu betonen: Während wir uns zwar den Luxus von Groll nicht leisten können, vermögen wir dennoch nicht die Stimmung, zu vergeben, einfach herzustellen. Das heißt, wir können nicht sagen, wir hätten vergeben, bis wir wirklich Mitgefühl und Freiheit spüren, wenn wir in unser eigenes Herz schauen. Es ist nicht ungewöhnlich, dass man hört, wie die Leute sagen, sie glaubten an Vergebung und daher würden sie auch ihren Eltern, die sie misshandelt haben, dem Verlobten, der sie betrogen hat oder dem ausfälligen Chef usw. vergeben. In vielen Fällen wird damit nur das Pflaster der Vergebung über eine schwärende Wunde geklebt. Sie mögen damit die schmerzhaften Gefühle aus ihrer Aufmerksamkeit verdrängen, aber dies verschafft höchstens eine teilweise, zeitlich begrenzte Linderung. In ayurvedischen Worten sind unterdrückte Gefühle emotionales Ama, das ein Ungleichgewicht und letztendlich eine Krankheit im Geist-Körper-System erzeugt. Um wirklich emotionales Loslassen und heilende Vergebung zu erfahren, müssen Sie zuvor die emotionale Klärungsarbeit leisten.

Viele Menschen, mit denen ich gearbeitet habe, haben hinsichtlich ihrer Fähigkeit, zu verzeihen, Zweifel zum Ausdruck gebracht. Sie fragen sich, ob sie je werden loslassen können. Seien Sie versichert, dass vollständige und natürliche Vergebung jedem Herzen offensteht, denn es ist das Wesen des Lebens, alle Toxizität zu eliminieren. Wenn es die Gelegenheit bekommt, wird Ihr Herz die unangenehmen Gefühle, die die Erfahrungen von Grenzverletzungen oder ungestillten Bedürfnissen erzeugt haben, loslassen, aber Sie müssen einen geschützten Raum schaffen, in dem sich dieser Prozess entfalten kann.

Vom Zusammenziehen zur Ausdehnung

Vergebung schafft unserem Herzen Raum. Beleidigungen und Verletzungen, ob nun emotional oder physisch, haben die Tendenz, uns in einen verstrickten, zusammengezogenen Zustand zu bringen. Auf einer primitiven Ebene hat dies den Zweck, uns zu schützen. Genauso, wie sich eine Person, die geschlagen wird, in Fötalstellung zusammenrollt, um sich gegen lebensbedrohliche Schläge zu schützen, ziehen wir uns emotional zusammen, um uns vor weiteren Wunden zu schützen. Unglücklicherweise sperrt dieser Defensivmechanismus jedoch auch den Schmerz ein. Damit eine echte Heilung stattfinden kann, muss eine geschützte Umgebung geschaffen werden, sodass sich die defensive Reaktion als unnötig und unproduktiv erweisen kann. So können wir uns an die Arbeit des Identifizierens, Mobilisierens und Loslassens von emotionalem Schmerz machen, die eine echte Heilung und Verwandlung zulässt. Der Schritt der Vergebung bringt das Kapitel über die Vergangenheit zum Abschluss, sodass sich eine neue Geschichte voller Liebe, Glück und Kreativität entfalten kann.

Mutiges Handeln

Ich kann nicht genug betonen, wie wichtig es ist, im Handeln einen Schritt zu vollziehen, der Ihr Engagement dafür, sich und anderen Entscheidungen, die die Ursache von Leid geworden sind, zu verzeihen, zum Ausdruck bringt. Im jüdischen Glauben ist der höchste Feiertag Yom Kippur oder der Tag der Versöhnung, an dem gläubige Juden das vergangene Jahr Revue passieren lassen, um göttliche Vergebung bitten und versprechen, im kommenden Jahr bessere Entscheidungen zu treffen. Im Gebetsbuch gibt es eine Formulierung, die besagt: »Für Sünden gegen Gott leistet der Versöhnungstag genüge, aber Sünden gegen ein anderes menschliches Wesen ist erst genug getan, bis ein Versuch zu Versöhnung und Vergebung gemacht wurde.« Da es unser letztes Ziel ist, den Zustand der Ver-Söhnung[2] zu erleben, sind zwei der mutigsten Handlungen, die wir unternehmen können, eine Person, die wir verletzt haben, um Verzeihung zu bitten, und jemandem, der uns Schmerz zugefügt, unsere Verzeihung anzubieten. Wenn wir einer anderen Person für etwas vergeben, was sie uns angetan hat, und jemanden, den wir verletzt haben, um Verzeihung bitten, dann sind das gleichermaßen essentielle Akte der Heilung.

Es braucht ungeheuren Mut, jemandem in dem neuen Licht zu betrachten, das Ihr erweitertes Verständnis des Lebens und der Liebe widerspiegelt, aber das Risiko birgt ein grenzenloses Potential zur Erweiterung Ihrer Liebesfähigkeit. Ich möchte Sie ermutigen, Ihren Tyrannen oder Ihr Opfer zu einem heilenden Austausch einzuladen. Gehen Sie mit ihm spazieren, erzählen Sie Ihre Geschichte, bitten Sie um Vergebung (wenn Sie für den Schmerz verantwortlich sind), und bieten Sie Vergebung an, wenn Sie die verletzte Partie sind. Es kann sein, dass Sie die gewünschte Reaktion erhalten oder auch nicht (selbst hinsichtlich der Einladung), aber durch Ihren in sich selbst zentrierten Zustand können Sie die Weisheit umarmen, dass Sie Ihre Entscheidungen kontrollieren können, nicht jedoch deren Konsequenzen. Indem Sie Ihre Anhaftung an ein bestimmtes Ergebnis aufgeben, werden Sie sich entweder besser fühlen oder etwas Wertvolles aus dieser Übung lernen.

Beim Formulieren Ihrer Intention sollten Sie bedenken, dass es letztendlich das Ziel ist, dass Sie beide mit einem offeneren Herzen dastehen. Wenn Sie es schaffen, zu dem Punkt zu kommen, wo Sie sagen können: »Danke für das, was du mir gegeben hast; ich wünsche dir auf deiner Lebensreise das Beste; in Liebe lasse ich dich ziehen«, dann werden Sie eine neue Ebene von Heiterkeit erfahren.

Der Talmudgelehrte Rabbi Eliezer lehrte, dass wir unsere Sünden am Tag vor unserem Tod vollends gutmachen sollten. Als einer seiner Schüler darauf hinwies, dass die wenigsten Leute mit Sicherheit wissen könnten, dass sie am nächsten Tag sterben, antwortete er: »Dann ist es für den Fall eine gute Idee, schon heute alles wiedergutzumachen.« Das ist der Rat eines Mannes, der den Wert und die Macht eines Herzens, das in der Lage ist, frei zu lieben, verstanden hat.

*

Durch die heilige Arbeit, die Sie geleistet haben, haben Sie die Notbremse an Ihrem Herzen gelöst, die Ihre Fähigkeit zu Liebe und Heilung beschränkt hat. Nun sind Sie bereit, zu entscheiden, wo Sie hinwollen und wie Sie das anstellen und dabei einen Geist und einen Körper zu erschaffen, der Ihre neue

Einsicht und Ihr neues Verstehen ausdrückt und feiert. In den nächsten paar Kapiteln werden wir uns ansehen, wie wir auf die Leute in unserem Leben reagieren und wie wir ihnen bewusster antworten können, um so die Liebe zu erzeugen, die wir verdienen.

8.

Von der Heilung zum Erwachen

Jene, die sich in allen Wesen erkennen, leben in Frieden.
Chandogya Upanishad

Wenn ich die Menschen auf ihrem Lebensweg beobachte, suche ich nach Hinweisen auf einen Punkt des Übergangs, von dem aus sie sich vom Heilwerden zum Erwachen weiterbewegen können. Die Heilung unserer Vergangenheit ist ein wesentlicher Aspekt der Erweiterung unseres Selbstgefühls und des Erwachens unserer Liebesfähigkeit. Diese Verlagerung manifestiert sich oft in einem Wechsel der Fragen, die wir uns stellten. Statt: *Was brauche ich?*, fragen wir: *Wie kann ich zu Diensten sein?* Statt: *Was springt für mich dabei raus?*, fangen wir an, zu fragen: *Was kann ich zur Situation beitragen, um das bestmögliche Ergebnis für alle zu fördern?*

Zum Lieben zu erwachen ist ein lebenslanger Weg. Wir beginnen ihn als unschuldige Wesen, die voll von ihren Bezugspersonen abhängig sind und die kein klares Gefühl des Getrenntseins kennen. Wenn wir heranwachsen, lernen wir dann die Welt unter den Aspekten von »wir« und »die« zu sehen. Wir sehen uns durch die beschränkten Augen unseres Ego, das glaubt, es sei von allem abgetrennt und muss um sein Überleben kämpfen. Das Ego definiert alles als »gut«, das seine Bedürfnisse befriedigt und seine Ansichten unterstützt, und als »schlecht« alles, das seine Existenz zu bedrohen scheint. Jeder von uns hat jedoch die Fähigkeit, diese dualistische Perspektive zu überschreiten, in der Unterscheidungen das Brennmaterial für Konflikte sind. Wir können es lernen, das dem Leben inhärente Paradoxon zu umarmen und die Existenz in Gegensatz zueinander stehender Werte zu umarmen, ohne das Bedürfnis zu haben, einen zugunsten der Existenz des anderen zu negieren. Die Weisheitstraditionen rufen uns dazu auf, die Scheuklappen abzunehmen, die uns hindern, uns als Manifestationen des Einen, das sich in die Vielheit verströmt, zu erkennen. In diesem Seinszustand werden alle Manifestationen als Kundgebungen des Geistes – und deshalb unseres Wesenskerns – verstanden. So wird es unmöglich, anderen zu schaden, weil diese einfach nur unser eigenes Selbst in anderer Gestalt sind.

Dieser Zustand grenzenloser Achtsamkeit hat viele Namen. Die Buddhisten nennen ihn *Nirwana*, die Hindus *Moksha*. Im Christentum ist er als *Gnade* bekannt. *Yoga, Erleuchtung* und *Satori* sind weitere Namen für die Erfahrung reinen Bewusstseins. Das bedeutet, gleichzeitig auf individueller und auf universaler Ebene zu existieren. Die meisten Menschen erhaschen einen Blick auf diesen zeitlosen, unendlichen Raum, wenn sie lieben. Selbst wenn sie ihren alltäglichen Pflichten nachgehen, ist dann ihr Bewusstsein für die geliebte Person allgegenwärtig. Im Zustand des Einsseins verlieren wir niemals, selbst bei unseren gewöhnlichen Tätigkeiten nicht, das Bewusstsein unserer wahren, heiligen Natur.

Der Verstand gedeiht in Polarität und Dualität, während das Herz nach Versöhnung und dem Umarmen der Gegensätze strebt. Der ichhafte Geist sagt: *Nein*. Das Herz: *Ja*. Wenn wir unter die Oberfläche einer beliebigen Situation, eines Umstands, einer Überzeugung oder eines Dings blicken können, werden wir auch die Samen seines Gegenteils entdecken. Durch die Erkenntnis, dass etwas »Schlechtes« oder »Falsches« etwas Wertvolles hervorbringen kann, schreiten wir auf die Ganzwerdung zu.

Licht in der Dunkelheit finden

Die Realität ist ein selektiver Bewusstseinsakt. Zwei Menschen, die dasselbe Ereignis beobachten, haben unterschiedliche Eindrücke davon, weil sie die Energie und Information durch ihre persönliche Geschichte und ihre Bedürfnisse filtern. Trainieren Sie sich in Ihrer Wahrnehmung Ihrer selbst und anderer eine gewisse Flexibilität an – das spielt eine wesentliche Rolle beim Erlangen emotionaler Freiheit und physischer Heilung. In der nächsten Übung werden Sie sich in der Kunst üben, Ihre Geschichten unter einem anderen Standpunkt zu betrachten.

Kehren Sie zu Ihrer Liste unerwünschter Charakterzüge zurück, die Sie in Kapitel vier erstellt haben. Vielleicht sieht Ihre Liste ungefähr so aus:

1. Übersensibel
2. Unattraktiv
3. Faul
4. Kritisch
5. Zauderer
6. Verschlossen
7. Selbstsüchtig

Schauen Sie sich Ihre Liste an, und sehen Sie, ob Sie jede negative Qualität nicht so umformulieren können, dass etwas Positives zum Vorschein kommt. Sie könnten beispielsweise den Begriff »übersensibel« nehmen und ihn als »Ich bin mit meinen Gefühlen und denen anderer verbunden« neu ausbuchstabieren. Suchen Sie nach Möglichkeiten, jede Eigenschaft in einem neuen Licht zu sehen, das Heilung und Transformation zulässt.

Hier noch einige Beispiele:

Negative Eigenschaft	Umformuliert
Übersensibel	Verbunden mit meinen Gefühlen
Faul	Lässig
Kritisch	Unterscheidungsvermögen
Zauderer	Nicht überstürzt beim Handeln
Verschlossen	Vorsichtig
Selbstsüchtig	Eigenständig
Unattraktiv	Nicht von meinem Erscheinungsbild besessen

Wenn Sie die negativen Eigenschaften umformulieren, erlaubt Ihnen das, weniger wertend zu sein und Ihrer Menschlichkeit größere Annahme entgegenzubringen. Der Zweck der Übungen ist nicht, zu leugnen, dass wir alle Charakteristika besitzen, die verbesserungswürdig sind, sondern zu erkennen, wie unsere Urteile die negativen Charakteristika verstärken und vergrößern. Wenn Sie es schaffen, Ihre Perspektive hinsichtlich einer zentralen Überzeugung zu verlagern, dann befreien Sie sich von deren fesselnden Einfluss und sind in einer wesentlich besseren Lage, wenn es darum geht, die Veränderungen, die Sie in Ihrem Leben anstreben, zu erreichen. Es ist leicht, sich auf eine ererbte oder anerzogene Eigenschaft zu kaprizieren und zu glauben, diese sei die Quelle der eigenen Unzufriedenheit.

Der Pfad zum Erwachen erfordert es, sowohl Ihre Stärken als auch Ihre Schwächen zu umarmen, ohne dabei Ihre wahrgenommenen Unvollkommenheiten über die Gebühr zu dramatisieren. Es besteht ein Unterschied darin, sich selbst zu ernst zu nehmen und Verantwortung für die eigenen Entscheidungen zu treffen. Ersteres führt selten zu einer Erweiterung emotionaler Freiheit, während Letzteres sie unvermeidlich macht. Wenn wir erkennen, dass wir eine Wahl haben, erlaubt uns das, unsere Aufmerksamkeit bewusst auf heilende, stärkende und befreiende Interpretationen zu richten.

Der Impuls unserer Entwicklung trägt uns aus der Trennung in die Einung, von der Fragmentierung in die Ganzheit – oder, wie es der jungianische Psychologe Robert Johnson beschreibt, vom Kampf mit den Widersprüchen hin zum Umarmen des Paradoxons. Das Wort, das dieses Locken der Ganzheit am besten einfängt, ist *Liebe*.

Vom Wesen der Liebe

Im Deutschen benutzen wir das Wort Liebe in den unterschiedlichsten Zusammenhängen. Ein Kind liebt seinen Teddybär. Ein Teenager liebt einen Popstar. Ein junger Mann liebt sein neues Auto. Ein Ehemann liebt seine Frau. Eine Mutter liebt ihr Kind. Ein Jünger liebt seinen Guru. Ein einzelnes Wort bringt unsere Gefühle in so vielen unterschiedlichen Situationen zum Ausdruck, weil Liebe die Verbindung ist, die unser Selbstgefühl erweitert. Liebe vereint den Teil mit dem Ganzen, eint das Individuelle mit dem Universellen. Wir verwenden diesen allgemeinen Ausdruck auf unterschiedliche Art, abhängig von unserem Lebensstadium und unserem Selbstgefühl, aber in jedem Fall ist das Wesen der Liebe der Sog hin zur Einheit.

Liebe ist die Erfahrung der Rückkehr in die Ganzheit. Wenn unser physischer Körper das ist, womit wir uns primär identifizieren – wenn ich denke *Ich bin mein Körper* – dann suchen wir Einssein durch physischen Kontakt. Eltern nehmen ihre Kinder in den Arm, Freunde umarmen sich, und Liebende winden ihre Körper ineinander – all das ist ein Spiegel des physischen Ausdrucks von Liebe, denn Berührung verwischt die Grenzen zwischen dem Selbst und dem Anderen. Im Moment der Umarmung vereinigen sich die Individuen, und ihr Selbstgefühl erweitert sich.

Als meine älteste Tochter Sara ungefähr drei Jahre alt war, wachte sie fast jede Nacht auf und kletterte zu uns ins Bett. Ich kannte die verschiedensten Ansätze, die Kindern helfen sollten, gut zu schlafen, vom Familienbett (alle schlafen zusammen) bis hin zu strikter Kontrolle. Ich fragte einen befreundeten Arzt, einen Neonatologen, was er darüber dachte, Kinder auf ihr eigenes Bett zu beschränken, und er sagte mir: »Ich finde es schon witzig, dass die meisten erwachsenen Singles, die ich kenne, den Großteil ihrer wachen Zeit darauf verwenden, jemanden zu finden, mit dem sie schlafen können, aber trotzdem erwarten wir von Babies, dass sie allein schlafen.« Unsere Körper erfüllen sich ihre Sehnsucht nach Verbundenheit, indem sie andere Körper berühren.

Wenn wir die Welt aus emotionaler Perspektive anschauen, suchen wir Einheit durch Selbstoffenbarung und Resonanz darauf. Wir hoffen, als die angenommen zu werden, die wir sind, suchen nach anderen, die unsere Sicht unserer selbst und der Welt bestätigen. Wenn wir jemandem das erste Mal begegnen, zeigen wir ihm eine Facette unserer Rolle – eine Maske, von der wir wollen, dass er sie sieht. Wenn er auf die erwartete Weise reagiert, werden wir dazu ermutigt, eine weitere Seite zu enthüllen. So offenbaren wir uns nach und nach und hoffen, dass wir anerkannt und geschätzt werden.

Die Menschen, bei denen wir die größte Vertrautheit spüren, sind die, die uns lieben, weil und obwohl wir die sind, die wir sind. Wir fühlen, dass wir gefahrlos jeden Aspekt unseres Wesens ohne Furcht vor Ablehnung oder Wertung enthüllen können. Die Fähigkeit, das gesamte Spektrum menschlicher Qualitäten in uns zu erkennen und zu umarmen, erweitert auch unsere Befähigung zu Kreativität und Mitgefühl. Wenn wir die verborgenen Dimensionen unseres Wesens integrieren, bringt uns das Frieden und Ganzheit und ist somit ein entscheidendes Element in Heilung und Erwachen.

Das verborgene Selbst finden

Im frühen 20. Jh. führte der Psychiater C. G. Jung das Konzept des Schattenselbst ein, ein Begriff, der sich auf all die Teile unseres Selbst bezieht, die wir abgelehnt und im Unterbewusstsein vergraben haben. Jeder von uns entwickelt, während er heranwächst, ein Schattenselbst, das all die Eigenschaften enthält, von denen wir gelernt haben, dass sie in unserer Familie und Kultur unerwünscht oder inakzeptabel sind. Die gewöhnlichen Schatteneigenschaften sind Gier, Bedürftigkeit, Egoismus, Unsicherheit und Eifersucht. Meistens verbergen wir diese Eigenschaften aus Furcht, dass sie unsere Fähigkeit, unsere Bedürfnisse zu stillen, unterminieren werden. Wenn wir diese dunklen Kräfte jedoch gefahrlos enthüllen können, ohne Angst haben zu müssen, dass wir dadurch der Liebe, die wir brauchen, verlustig gehen, dann kann unser Herz sich ausdehnen. Dieser emotionale Ausdruck von Liebe schafft eine Verbindung zwischen unserer Individualität und der der anderen.

Jeder von uns hat die Fähigkeit zum bedingungslosen Lieben. Der Großteil der persönlichen Liebe ist wie ein Laserstrahl, der auf das eine Objekt der Aufmerksamkeit unter Ausschluss anderer gerichtet ist. Persönliche Liebe hat üblicherweise unterschwellig die Qualität eines Handels – ich gebe dir etwas und bekomme dafür etwas zurück. Die höhere Liebe ist Ausdruck eines erweiterten Selbstgefühls.

Evolutionärer Ausdruck emotionaler Bedürfnisse

Die meisten von uns haben keine formelle Anweisung im Lieben bekommen. Wir haben gelernt, indem wir unsere Eltern, Geschwister und Bezugspersonen beobachtet haben, die beim Managen und Zeigen ihrer Emotionen kompetent gewesen sein mögen oder auch nicht. Aus der Perspektive meiner persönlichen und beruflichen Erfahrung muss ich sagen, dass die meisten Menschen über ein sehr wenig entwickeltes Repertoire emotionaler Fähigkeiten verfügen.

Wenn wir uns unterbewussten emotionalen Mustern unterwerfen, demonstrieren wir damit die primitive Liebesfähigkeit, die wir gelernt haben, und dieselben Muster werden über Generationen hinweg weitergetragen. Wir können unser emotionales Erbe bis zur ersten, dysfunktionalen Familie von Adam und Eva zurückverfolgen – und wir wissen ja aus der Bibel, was aus deren Kindern geworden ist.

Als Konsequenz unserer Abhängigkeit von den Eltern in der Kindheit neigen wir dazu, uns ihnen nachzubilden. Wenn die Ihren, wie so viele andere, emotionale Amateure waren, haben Sie höchstwahrscheinlich als Erwachsener einige Schwierigkeiten gehabt, Ihr Liebesbedürfnis zu stillen. Obwohl die Leute zahllose Stunden in Therapiesitzungen und Lebensberatungen verbringen, weil Sie herauszufinden versuchen, *warum* sie die sind, die sie sind, kann es durchaus sein, dass Sie sich noch nicht besser fühlen, bloß weil Sie intellektuell eingesehen haben, warum Sie ängstlich oder unglücklich sind. Um emotional stärkende Beziehungen führen zu können, müssen Sie neue, effektivere Methoden lernen, um Ihre Gefühle zu erfahren und zu kommunizieren.

Indem Sie sich der Prinzipien und Muster bewusster werden, die unsere emotionalen Reaktionen antreiben, können Sie es lernen, Ihre Gefühle auf gesündere Art zu erkennen und auszudrücken, Ihr Selbstgefühl zu erweitern und Ihr Repertoire an Antworten zu vergrößern. Die Frucht dieser Mühe ist Ganzheit, Freiheit, bessere Gesundheit und gesündere Beziehungen.

Mit Achtsamkeit an Emotionen herangehen

Emotionen sind physische Gefühle, die mit Gedanken in Ihrem Kopf assoziiert sind. Sie sind die essentielle Geist-Körper-Erfahrung. Ihre Art, sich zu identifizieren, zu denken und im

Letzten zu fühlen, legt die Prioritäten und Entscheidungen fest, die Sie von Moment zu Moment treffen. Ihre Entscheidungen verstärken Ihre Sicht Ihrer selbst und anderer, während Ihre Gefühle Ihnen die Signale liefern, die Sie alarmieren, wenn Ihr Selbstgefühl herausgefordert oder verstärkt wird.

Für einige Menschen sind ihre Identität und ihr Selbstbild eng mit ihrem physischen Körper verbunden. Ihre höchsten Prioritäten mögen das Trainieren in einem Fitnessstudio, eine schicke Frisur und stilvolle Kleidung sein oder das zu pflegen, was sie für die gesündeste Ernährung halten. Alles, was als Bedrohung ihres physischen Identitätsgefühls erlebt wird (wenn beispielsweise jemand kritisiert, wie sie aussehen), erzeugt Unbehagen. Andere Leute mögen sich primär über ihre Rolle, ihren Beruf, ihre Position oder Karriere definieren. Ihre Aufmerksamkeit ist auf das Erreichen der Ziele, die sie sich gesteckt haben, gerichtet. Wenn sie eine Bedrohung ihrer Rolle wittern, wie z. B. der mögliche Verlust ihres Berufs, bei einer Beförderung übergangen zu werden, einen Fall zu verlieren, dann erzeugt ihr Geist-Körper-System Leidensgefühle. Für andere ruht ihre Identität primär auf ihrem Glaubenssystem. Sie fühlen sich nicht wohl, wenn ihre Grundüberzeugungen ins Kreuzfeuer geraten (z. B. wenn jemand ihre politischen Ansichten oder ihre Religion verunglimpft).

Das, von dem Sie entscheiden, es sei das *Ihre* (z. B. Ihre Ernährung, Ihr Stil, Ihre Position, Ihre Ansichten zur Abtreibung), legt fest, was Sie glauben, verteidigen zu müssen. Bedrohungen, die die Grenzen Ihrer Identität in Frage stellen, erzeugen Gefühle, die Ihre Aufmerksamkeit erregen. Wie wir bereits in Kapitel fünf gesehen haben, sind diese Gefühle unsere Emotionen.

Auf der grundlegendsten Ebene haben wir lediglich die Kapazität für zwei basale Gefühle: *Wohlbehagen* und *Unbehagen.* Emotionen sind die Botschaften, die Ihr Körper Ihrem Geist von den Grenzen Ihrer Identität aus schickt. Wenn etwas oder jemand Kontakt mit Ihrer Haut herstellt, die ja die Grenze Ihres physischen Selbst ist, senden Ihnen Nervenbahnen entweder schmerzhafte (Sie treten auf einen Reißnagel) oder angenehme (ein liebevolles Streicheln) Botschaften. Auf ähnliche Weise erleben Sie bei einem Kontakt mit Ihren emotionalen Grenzen entweder Signale des Wohlbehagens (jemand macht Ihnen ein Kompliment) oder des Unbehagens (jemand kritisiert Sie). Ein Signal des Wohlbehagens regt Sie normalerweise dazu an, vorzurücken und sich der Quelle der Stimulation zu nähern, während ein Signal des Unbehagens Sie bewegt, sich fernzuhalten. Wir können diese Emotionspole auf unterschiedliche Art ausdrücken.

Wohlbehagen	Unbehagen
Lust	Schmerz
Glück	Traurigkeit
Liebe	Angst
Erleichterung	Bedrängnis

Ob Sie sich nun der Tatsache bewusst sind oder nicht: Jede Entscheidung, die Sie treffen, basiert auf der Erwartung, dass Ihre Entscheidung ein größeres Wohlbehagen oder zumindest ein vermindertes Unbehagen zur Folge haben wird. Das gilt, ob Sie nun einen Partner, einen Beruf oder eine Zahnpastamarke wählen. Sie mögen willens sein, ein kurzfristiges Unbehagen in Kauf zu nehmen, wenn Sie erwarten, dass der langfristige Gewinn es wert ist, also z. B. wenn Sie Ihr Trainingsprogramm intensivieren, um die Rettungsringe loszuwerden, oder für eine Prüfung pauken, weil Sie die Universität abschließen wollen. Aber schließlich und endlich ist es die Erwartung größeren Wohlbehagens, gesteigerter Lust oder Glücks, die alle unsere Entscheidungen antreibt.

Obwohl jeder von uns von dem Lust/Schmerz-Prinzip angetrieben wird, ist das, was für die einzelnen Personen Wohlbehagen bzw. Unbehagen erzeugt, ganz verschieden. Wenn Sie Erdbeerkuchen zum Tee mögen, dann wird es Ihnen Lust bereiten, welchen zum Dessert zu essen. Wenn Sie dagegen allergisch gegen Erdbeeren sind, wird Sie dieselbe Erfahrung in Bedrängnis bringen. Manche Leute blühen durch eine Fahrt mit der Achterbahn auf, während andere das niemals machen würden, selbst wenn man ihnen Geld dafür gäbe.

Um damit zu beginnen, unsere unbewussten emotionalen Muster bewusst unserer Achtsamkeit zu unterwerfen, müssen wir uns eine kritische Frage stellen:

Was ist entscheidend dafür, dass ich eine Erfahrung als angenehm oder unangenehm erlebe?

Wenn ich bei Seminaren diese Frage stelle, ist die erste Antwort, die ich bekomme, stets: »Frühere Erfahrungen.« Es ist natürlich wahr, dass frühere Erfahrungen unsere Reaktionen beeinflussen. Wenn sich als Kind eine fürsorgliche ungarische Amme um Sie gekümmert hat, dann haben Sie gelernt, ihren Akzent mit Güte zu assoziieren. Wenn Sie dann als Erwachsener Leuten aus Ungarn begegnen, dann sind Sie prädisponiert, auch von diesen Güte zu erwarten. Wenn Sie andererseits als Kind Klavierstunden bei einem strengen, fordernden, ausfälligen Lehrer aus Ungarn hatten, dann wird jemand, den Sie mit diesem Akzent sprechen hören, heute bei Ihnen eher Angst auslösen.

Wenn vergangene Erfahrungen auch unsere Wahrnehmungen in der Gegenwart beeinflussen, müssen wir uns doch nicht zu Sklaven unserer Konditionierungen machen oder emotionale Pavlovsche Hunde werden. Wir können unsere gewohnheitsmäßigen Denkmuster transzendieren und neue, lebensbejahende Entscheidungen treffen.

Ein alter vedischer Sinnspruch fast das so zusammen: »Die Weisen benutzen ihre Erinnerungen, aber erlauben es ihren Erinnerungen nicht, sie zu benutzen.« Als menschlichen Wesen ist uns das Geschenk des freien Willens zuteil geworden. Es ist unsere Entscheidung, ob wir die Gegenwart zur Entfaltung bringen wollen oder nicht.

Bedürfnisse: Das Herz der Emotionen

Hier noch einmal die Frage: *Was ist entscheidend dafür, dass ich eine Erfahrung als angenehm oder unangenehm erlebe?* Wenn Erfahrungen aus der Vergangenheit nicht die ganze Antwort sind, müssen wir in die Gegenwart schauen, was bedeutet, dass wir auf unseren Körper hören müssen. Denken Sie daran: Emotionen sind Gefühle im Körper, die mit Gedanken des Geistes assoziiert sind. Aus der Perspektive unseres Körpers sind unsere Gefühle von Wohlbehagen und Unbehagen das Ursprüngliche. Wir fühlen Wohlbehagen, Glück und Lust, wenn unsere Bedürfnisse befriedigt werden. Wir fühlen Bedrängnis, Trauer und Schmerz, wenn das nicht der Fall ist. *Alle Emotionen entstammen Bedürfnissen. Alle Emotionen entstammen Bedürfnissen.* Wiederholen Sie dieses Mantra für sich, bis Sie die schlichte Tiefe dieser Einsicht verstanden haben. Wenn Sie das dann tun, haben Sie ein vitales Heilungsinstrument gewonnen: die Fähigkeit, Ihr emotionales Wohlbefinden zu nähren. Immer wenn Sie sich unwohl, in Bedrängnis oder emotionalen Schmerz fühlen, können Sie anfangen, Ihre Situation zu ändern, indem Sie realisieren, dass Sie leiden, weil Sie etwas, das Sie brauchen (oder wollen), nicht bekommen.

Wir können diesen zentralen emotionalen Prinzipien auf die Finger schauen, wenn wir uns kleine Kinder ansehen. Wenn ein Kind von seiner Mutter gehalten werden will, ist es glücklich, wenn es hochgehoben wird; wenn es nicht hochgehoben wird, ist es traurig. Andererseits geht es dem Kind miserabel, wenn es gehalten wird, aber eigentlich mit seinen Freunden spielen will, in welchem Fall dann freies Herumlaufen Vergnügen erzeugt. Emotionen entstammen Bedürfnissen. Wenn unsere Bedürfnisse befriedigt werden, fühlen wir uns wohl, wenn nicht, unwohl.

Wenn Sie es akzeptieren können, dass Bedürfnisse die Emotionen festlegen, dann sind Sie bereit für den nächsten Schritt: Ihre Bedürfnisse bewusster zu erkennen und zu kommunizieren. Das Erfahren größeren emotionalen Wohlbefindens tritt ein, wenn Sie die Fähigkeit gemeistert haben, das, was Sie im Leben wollen, klar zu kommunizieren. Das ist eine erlernte Reaktion. Wenn Sie im Moment auf diesem Gebiet nicht besonders firm sind, dann liegt das daran, dass Sie von Leuten gelernt haben, die nicht besonders geschickt darin waren. Nun ist es an der Zeit, Ihre Fähigkeiten zu verbessern.

Warum wir enttäuscht sind

Wenn ich etwas von Ihnen brauche, Sie es mir aber nicht geben, gibt es dafür drei mögliche Erklärungen. Die erste ist, dass Sie nicht in der Lage sind, mein Bedürfnis zu befriedigen. Wenn ich will, dass Sie mit mir für einen Marathon trainieren, aber der Meniskus in Ihrem Knie hinüber ist, sind Sie nicht in der Lage, meinen Wunsch zu erfüllen.

Der zweite mögliche Grund, warum Sie meine Bedürfnisse nicht befriedigen, ist, dass Ihre Bedürfnisse im Konflikt zu meinen stehen. Wenn ich beispielsweise Ihre Hilfe beim Abtrocknen *brauche*, Sie aber die Rechnungen zahlen *müssen*, dann kann es sein, dass als Resultat unserer widerstreitenden Bedürfnisse unangenehme Gefühle aktiviert werden. In dieser Situation können wir es lernen, geschickt zu verhandeln, sodass beide Parteien von der Interaktion profitieren. Es gibt immer eine bestmögliche Lösung, in der die Bedürfnisse beider Parteien zumindest teilweise befriedigt werden.

Der dritte, verbreitetste Grund dafür, dass Sie meine Wünsche nicht erfüllen, ist, dass ich es nicht wirklich gut hingekriegt habe, Ihnen das mitzuteilen, was ich von Ihnen will. Sobald wir diese Fähigkeit gemeistert haben, stellen wir fest, dass Menschen, die wir zuvor als unfähig oder widerspenstig erlebt haben, plötzlich kompetent und willens sind. Je besser wir darin werden, unsere Bedürfnisse mitzuteilen, desto wahrscheinlicher ist es, dass diese auch erfüllt werden.

Reaktionen auf Bedürfnisse

Gesunde Grenzen sind nötig, damit das Leben gedeihen und sich weiterentwickeln kann. Grenzverletzungen zerstören dieses Gleichgewicht und zersprengen die Energie. Wenn Grenzbedrohungen oder Brüche auftreten, dann reagieren wir und versuchen, die Bresche zu schließen. Die gewählte Reaktion ist von der Art der Bedrohung und den Aspekten unserer Identität, die bedroht werden, abhängig. Wenn wir diese Reaktionen verstehen, befähigt uns das, bewusstere Entscheidungen zu treffen, wie wir unsere Bedürfnisse befriedigen.

Den Körper schützen

Wenn die Integrität unseres physischen Körpers in Gefahr ist, aktivieren wir ein starkes physiologisches Reaktionsmuster, das als »Flight-or-Fight«-Muster bekannt ist. Diese primitive Reaktion hat sich vor Tausenden von Jahren entwickelt, um uns dabei zu helfen, unsere biologischen Bedürfnisse in Sachen Nahrungsbeschaffung zu stillen, ohne gleichzeitig selbst zur Nahrung für jemand oder etwas anderes zu werden. Die Flight-or-Fight-Reaktion leitet alle verfügbare Energie um, um unser physisches Überleben zu gewährleisten. Folgendes geschieht im Körper, sobald diese Reaktion aktiviert ist.

Reaktion	Zweck
Der Blutdruck steigt und die Herzfrequenz erhöht sich …	um die Zucker- und Sauerstoffversorgung des Gewebes zu erhöhen.
Die Nebennieren schütten Stresshormone aus …	sodass die Intensität mentaler und physischer Aktivität zunimmt.
Die Veränderung im Hormonspiegel erhöht den Blutzuckerspiegel …	und führt so zu einer gesteigerten Energieversorgung der Muskeln.
Das Blut wird von den Verdauungsorganen in die Muskeln umgelenkt …	was uns befähigt, schneller zu laufen oder härter zu kämpfen.
Cortisolausschüttung unterdrückt das Immunsystem …	und leitet so die Lebensenergie für die unmittelbaren Überlebensbedürfnisse um.
Die blutbindenden Thrombozyten werden klebriger …	und vermindern so den Blutverlust im Fall einer Verletzung.

Im Fall großer physischer Gefahr kann die Flight-or-Fight-Reaktion lebensrettend sein: Jedoch trägt die Tendenz unseres Körpers, diese Reaktion zu aktivieren, wenn die Bedrohung eher psychologischer Natur ist, zu vielen der gesundheitlichen Herausforderungen bei, denen wir uns in unserer modernen Gesellschaft gegenübersehen. Überspanntheit, Herzinfarkte, Angst, Suchtverhalten, Reizdarmsyndrom, Fettleibigkeit und selbst Krebs haben ihre Wurzeln in der Flight-or-Fight-Reaktion. Wenn wir uns bedroht fühlen – und sei es nur so etwas Kleines wie ein nicht erwiderter Anruf oder eine kritische Bemerkung – schaltet der Körper immer noch die Gänge hoch, als läge eine aufreibende Situation vor. Zahlreiche Studien haben gezeigt, dass chronischer Stress den Alterungsprozess beschleunigt und uns verwundbarer für ernste Krankheiten macht. Bei den seltenen Gelegenheiten, wo wir um unser Leben rennen müssen, hat es einen Wert, dass uns dieses Reaktionsmuster zur Verfügung steht. In der Vergangenheit mag es zu unserer Sicherheit beigetragen haben, Speere und Felsen nach unseren Feinden zu werfen, aber mittlerweile haben unsere Waffen apokalyptische Fähigkeiten, und so müssen wir uns zu unserem und dem allgemeinen Wohl über diese primitive Reaktion hinausentwickeln.

Das Ego schützen

Dem Ayurveda zufolge haben wir, genauso wie wir einen physischen Körper besitzen, auch einen subtilen oder Emotionskörper. Wir formen diesen subtilen Körper durch unsere Anhaftung an Menschen, Positionen, Besitztümer und Ideen. Um einen physischen Körper zu erschaffen, wickeln wir unsere DNS in Nahrung ein. Um einen subtilen Körper zu erschaffen, wickeln wir unsere Seele in unsere Anhaftungen und Abneigungen ein. Ganz so, wie wir Kleidung sowohl zum Schmuck als auch zum Schutz unseres physischen Körpers tragen, tragen wir unsere Positionen und Besitztümer, um unseren emotionalen Körper zu schmücken und zu schützen.

Die Konstellation von Beziehungen und Dingen, die wir zu besitzen behaupten, konstituiert unseren ich-haften Geist oder unser Selbstbild. Die Durchschnittsperson hat eine enorme Menge von Anhaftungen – von denen viele auf unterbewusster Ebene liegen. Um Einsicht in einige Ihrer eigenen Anhaftungen zu gewinnen, stellen Sie sich vor, dass Sie einige neue Freunde zu sich nach Hause eingeladen haben und Sie sich besser kennenlernen. Wie beschreiben Sie sich? Worüber reden Sie? Haben Sie Lieblingsgeschichten, die Sie gerne erzählen? Identifizieren Sie sich mit einer bestimmten politischen Partei? Einem Sportverein? Einem Hobby? Ihrer Karriere? Ihrer Rolle als Mutter/Vater? Wenn Sie Ihren Freunden Ihr Haus zeigen, worauf sind Sie besonders stolz? Ihren Öko-Garten? Ihre Designer-Couch? Ihre Bücher- oder Weinsammlung? Die Photos Ihrer Kinder? Anders gefragt: Wofür glauben Sie, sich entschuldigen zu müssen? Die Unordnung im Hinterhof? Dass Ihre Hunde eigentlich zur Fellpflege müssten? Die Größe Ihrer Küche? Wenn Sie dieses Szenario im Geist durchspielen, dann können Sie zu erkennen beginnen, wie Sie sich momentan definieren.

Denken Sie an die unterschiedlichen Dinge, die Sie zu besitzen behaupten können, indem Sie die Leerzeile nach *Das ist mein(e)* _______________ ausfüllen. Denken Sie einige Augenblicke über Ihre Antwort nach. Eine kurze Liste könnte so aussehen:

Das ist mein(e) …

Frau/Mann.
Haus.
Kind.
Beruf.
Auto.
Religion.
Ernährung.

Ihre Anhaftung an diese Menschen, Dinge und Überzeugungen sorgt dafür, dass Sie sich verwundbar fühlen, wenn es Ihnen nicht gelingt, Ihre Erwartungen zu erfüllen oder wenn Ihr Besitzanspruch herausgefordert wird. Wenn jemand oder etwas Ihre Erwartungen nicht erfüllt oder Ihren Besitzanspruch herausfordert, mögen Sie auf die gewöhnliche Art reagieren. Wenn Sie zum Beispiel einen Tag im Einkaufszentrum verbringen, um das perfekte Kleid für eine Party zu finden und Ihr Partner Ihre Entscheidung kritisiert, dann ist seine Reaktion mit Ihrem »geistigen Feld« über Kreuz und löst eine Reaktion Ihrerseits aus. Wenn Sie einen Tag damit zubringen, ein Möbelstück mit einer neuen Politur zu überziehen und Ihr Partner Ihre Arbeit als unprofessionell empfindet, dann hat diese Verletzung der Grenzen Ihres Ego das Potential, Sie aufzuregen.

Unsere Reaktionen auf Brüche unseres subtilen Körpers sind schlecht verkleidete Flight-or-Fight-Muster. Normalerweise schlagen wir eine Person, die die Grenzlinie unseres Ego verletzt, zwar nicht, sondern sagen stattdessen etwas Verletzendes, sodass sich der Täter zurückzieht. Sarkasmus, Kritik und Beleidigungen sind psychologische Formen der *Fight*-Reaktion. Der Zweck dieser Attacken ist es, eine Grenze des Ego, die gebrochen wurde, wiederherzustellen. Wenn wir Informationen verwenden, die uns jemand im Vertrauen gesagt hat, dann ist das eine besonders mächtige Geheimwaffe.

Emotionaler Rückzug und Sich-Verschließen sind die psychologischen Gestalten der *Flight*-Reaktion. Schmollen, Zuneigungsentzug, Anrufe nicht beantworten und das Verweigern von Aufmerksamkeit sind emotionale Äquivalente physischen Weglaufens. Sich zurückzuziehen ist das Bemühen des Ego, sich vor etwas zu schützen, was als Bedrohung wahrgenommen wird, um so seine Grenzen wiederherzustellen.

Die Palette der emotionalen Fertigkeiten vergrößern

Wir experimentieren mit unterschiedlichen psychologischen Ansätzen, um die Bedürfnisse unseres Ego zu befriedigen. Der Yaqui-Zauberer Don Juan sagte dem Anthropologen und Schüler Carlos Castaneda, menschliche Wesen würden vier primäre Mechanismen einsetzen, um ihr Selbstbild zu verstärken: nett sein, gemein sein, unbeteiligt sein oder das Einnehmen der Haltung »Ich Armer«.

Zum Beispiel probiert meine siebenjährige Tochter Izzy ihre »nette« Reaktion zur Bedürfnisbefriedigung aus, wenn sie im

Spielzeugladen eine Puppe sieht und fragt: »Papa, kaufst du mir bitte diese Puppe?« Wenn ich ihrem Charme nicht erliege, verlegt sie sich auf den »gemein«-Ansatz, weint und fordert, dass ich ihren Wunsch erfülle. Wenn auch diese Taktik nicht die gewünschte Reaktion zur Folge hat, kann es sein, dass sie sich auf ein Muster des Unbeteiligtseins zurückzieht und sich weigert, mit mir zu sprechen. Und wenn auch das nicht klappt, probiert sie noch ihre verletzte »Ich Arme«-Reaktion aus und sagt: »Sara (ihre ältere Schwester) kaufst du immer, was sie will. Du hast sie bestimmt mehr lieb als mich.« Selbst in so jungen Jahren ist Izzy schon ziemlich geschickt in ihrem Umgang mit Techniken, die dazu gedacht sind, ihre Bedürfnisse zu befriedigen.

Wir alle haben unser eigenes Inventar psychologischer Werkzeuge, die wir in unserem Bestreben, unsere Bedürfnisse zu befriedigen, zum Schmeicheln, Manipulieren, Verführen, Drohen und Kontrollieren anderer Menschen benutzen. Die Muster, die wir entwickeln, werden üblicherweise schon in der frühen Kindheit festgelegt, einer Zeit, in der wir die Werkzeuge wählen, die unsere beste Hoffnung gewesen sein mögen. Wutanfälle zu bekommen mag tatsächlich funktioniert haben, als Sie fünf Jahre alt waren. Sich im Schrank zu verstecken mag die Aufmerksamkeit erregt haben, die Sie sich wünschten. Jetzt ist die Herausforderung die, zu erkennen, dass diese primitiven Reaktionen Ihren Bedürfnissen möglicherweise nicht länger entgegenkommen. Glücklicherweise haben wir die Möglichkeit, neue zu entwickeln.

Schritt zur Freiheit

Achten Sie heute auf jedes Mal, wenn Sie den Impuls haben, die Flight-or-Fight-Reaktion zu aktivieren. Werden Sie sich des zugrundeliegenden Musters der Grenzverletzung oder ungestillter Bedürfnisse bewusst, der den Trieb, zuzuschlagen oder sich zurückzuziehen, auslöst. Versuchen Sie nicht, Ihre Reaktionen willentlich zu ändern. Achten Sie einfach nur auf Ihre Reaktionen, sodass Sie sich mit den Neigungen, die Ihre Reaktionsmuster antreiben, vertraut machen können. Wenn Sie sich dieser Neigungen bewusst werden, werden Sie sich weniger von ihnen kontrolliert fühlen.

Vom Ego-Geist zu bezeugender Achtsamkeit

Wenn wir über die Schichten unserer physischen und subtilen Körper hinausgehen, können wir die Kernbedürfnisse identifizieren, die alle unsere anderen Bedürfnisse antreiben: das Bedürfnis, uns glücklich zu fühlen, das Bedürfnis, Liebe zu spüren, das Bedürfnis nach guter Gesundheit und das Bedürfnis nach einem Sinn und Zweck im Leben. Um uns zu befähigen, unsere Entscheidungen von diesen höheren Bedürfnissen der Seele antreiben zu lassen, müssen wir den Geist durch regelmäßige Meditationspraxis beruhigen.

Über die Jahre haben Studien zur Meditation ergeben, dass genauso wie wir die Tendenz haben, aggressiv zu reagieren, wenn unser Selbstbild oder unser Körper bedroht werden, wir auch die Kapazität haben, zu einem Geisteszustand des Gleichgewichts zurückzukehren. In der Meditation beruhigen sich mentale Turbulenzen, und der Körper tritt in einen tiefen Zustand der Entspannung ein. Die Herzfrequenz und die Atmung verlangsamen sich, der Stresshormonspiegel senkt sich, und das Immunsystem wird gestärkt. Die ruhige Zentriertheit, die wir in der Meditation erfahren, beginnt, unser tägliches Leben zu durchdringen und uns zu befähigen, die Entscheidungen zu treffen, die mit größter Wahrscheinlichkeit das Ergebnis erzielen, das wir anstreben.

Von der Ebene innerer Ruhe beginnen wir, uns selbst weniger ernst zu nehmen, während wir verantwortungsbewusster handeln. Ernst spiegelt oft Selbstabsorbiertheit wieder, die aus einer vermeintlichen Opferrolle und der Angst vor Grenzverletzungen entsteht. Verantwortungsbewusstsein speist sich aus der Erkenntnis, dass wir Mit-Schöpfer unseres Lebens sind und das Meiste, was uns geschieht, eine Konsequenz unserer Entscheidungen ist.

Wir haben sowohl die Fähigkeit, eine Kriegsreaktion zu aktivieren, die es erforderlich macht, zur Verteidigung Energie aufzuwenden, und die Kapazität für eine friedliche Reaktion, die unsere Lebensenergie auffrischt.

Kriegsreaktion ***Flight or Fight***	**Friedensreaktion** ***Meditation***
↑ Herzfrequenz	↓ Herzfrequenz
↑ Blutdruck	↓ Blutdruck
↑ Atmung	↓ Atmung
↑ Stresshormone	↓ Stresshormone
↑ Alterungsverlangsamende Hormone	↓ Alterungsverlangsamende Hormone
↑ Thrombozyten-Klebrigkeit	↓ Thrombozyten-Klebrigkeit

Wenn wir unsere Fähigkeit erkennen, unsere physischen und emotionalen Zustände selbst zu regulieren, werden wir von den Umständen und Situationen, die uns umschwirren, weniger abhängig und begegnen ihnen weniger reaktiv. Wir lernen einen Zustand ruhiger Achtsamkeit kennen, und unser Selbstgefühl beginnt, sich zu verlagern. Wir fangen an, Heimaturlaub aus dem Gefängnis einer ich-verstrickten Identität zu nehmen und uns als Selbstausdruck der Natur zu erfahren. Wenn wir in diesem Seinszustand beheimatet sind, erweitert sich unser Selbstgefühl und damit auch unsere Liebesfähigkeit.

*

Wenn wir uns aus dem Zustand des Verstricktseins in die Weitung bewegen, fangen wir an, Liebe nicht länger als Gefühl oder Emotion zu erleben, sondern als Übung, die sowohl dem Liebenden wie dem Geliebten nützt. Im nächsten Kapitel werden wir diese Übung verfeinern, um aufmerksame, meisterhafte Liebende zu werden, die in jeder Intention, jedem Gedanken, Wort und jeder Handlung Liebe ausstrahlen.

9.

Vom Üben der Liebe

Bitte, bring dein Herz nah zu mir! Denn eines nur
zählt für mich: Deinen Durst nach Freiheit zu stillen!
Alles, was einem Mann mit gesundem Geist
wichtig ist, ist Liebe zu geben!
Hafiz

Befreit von dem inneren Dialog, der uns in Selbstmitleid und Selbstherrlichkeit bestärkt, sind Sie nun bereit, Liebe in Ihrem Leben zu erschaffen. Das erfordert Meisterschaft in der Fähigkeit, Ihre Erwartungen und Bedürfnisse so zu identifizieren und zu kommunizieren, dass ihre Erfüllung so wahrscheinlich wie möglich wird. Gleichzeitig ist das Kultivieren von Liebe eine innere Reise. Durch regelmäßiges Einüben der Beruhigung und Zentrierung Ihrer Selbst verbinden Sie sich mit Ihrer wahren Natur, die ganz, vollkommen und überfließend vor Liebe ist. Wenn Sie sich in diesem Gewahrsein befestigt haben, wissen Sie, dass Sie, selbst wenn Sie nicht alles bekommen, was Sie wollen, zufrieden und erfüllt sein werden. Das ist das große Paradox der Liebe – je besser es Ihnen gelingt, einen Zustand des inneren Friedens herzustellen, desto weniger abhängig sind Sie davon, dass andere Ihnen dabei helfen, sich gut zu fühlen. Und je weniger bedürftig Sie hinsichtlich anderer sind, um sich ganz zu fühlen, desto anziehender werden Sie und desto leichter ist es, Liebe anzuziehen. Menschen, die sich selbst als liebenswert erkennen, ziehen mit Leichtigkeit andere in ihr

Leben, die sie bereitwillig und froh von sich aus lieben werden. Wenn Sie wissen, dass die Menschen in Ihrem Leben und Sie selbst zuinnerst Liebe verdienen, dann können Sie die Fähigkeiten kultivieren, zu identifizieren und zu kommunizieren, was nötig ist, um Ihren Beziehungen mehr Liebe einzuhauchen.

Bewusstes Kommunizieren

In seinem Buch *Nonviolent Communication* erinnert uns der Psychologe Marshall Rosenberg, dass es, wenn es um die Erfüllung unserer Bedürfnisse geht, eine entscheidende Rolle spielt, wie wir diese kommunizieren. Wenn Sie mit der Einstellung herangehen, dass Sie ein Opfer der Situationen, Umstände und Menschen um Sie herum sind, werden Sie sich machtlos fühlen, den Kurs Ihres Lebens festzusetzen. Wenn Sie dagegen die Einstellung haben, dass Sie der Mitschöpfer Ihrer Erfahrungen sind, dann werden Sie sich darauf konzentrieren, Bedingungen herzustellen, die wahrscheinlich die Chancen der Befriedigung Ihrer Bedürfnisse erhöhen.

Je besser wir darin werden, für die Erfüllung unserer Bedürfnisse Sorge zu tragen, desto größer ist auch das emotionale Wohlbehagen, das wir empfinden. Emotionale Turbulenzen entstehen dann, wenn die Ergebnisse sich nicht mit unseren Intentionen decken. Wie wir gesehen haben, kann diese emotionale Aufregung als eine Reaktion auf ein unbefriedigtes Bedürfnis gedeutet werden oder darauf, dass jemand ohne unsere Erlaubnis unsere Grenzen überschreitet. Die Art unserer Reaktion auf das unbefriedigte Bedürfnis oder die Grenzverletzung legt fest, wie lange und in welchem Ausmaß wir emotional im Ungleichgewicht bleiben.

Unser Ziel ist es, das emotionale Gleichgewicht oder unsere Freiheit wiederzuerlangen und dabei so wenig Energie und Mühe zu verschwenden wie nur möglich. Dafür müssen wir uns bewusst sein, wie die Gedanken in unserem Geist Empfindungen in unserem Körper erzeugen und dann die neuen Strategien anwenden, um die mentalen Turbulenzen zu beruhigen und das emotionale Gleichgewicht wiederzugewinnen.

Aus der Vergangenheit in die Gegenwart

Der erste Schritt beim Bändigen emotionaler Bedrängnis ist die Identifikation dessen, was Ihren Frieden stört. Das erfordert es, in der Gegenwart zu verbleiben und der Tendenz zu widerstehen, die gegenwärtige, aufwühlende Situation mit emotionalem Schutt aus der Vergangenheit zu überfrachten. Hier ein paar Beispiele, um den Punkt zu unterstreichen:

Sie rufen Ihre Frau an, die Ihnen sagt, dass sie gerade mitten in einem Meeting ist und Sie in fünfzehn Minuten zurückrufen wird. Eine Stunde vergeht, und Ihr Anruf wurde nicht erwidert, sodass Sie sie nochmals anrufen und wütend erklären: »Ich bin nie eine Priorität in deinem Leben.«

Sie hören Ihrem Lieblings-Showmoderator im Autoradio zu, während Sie auf Ihren Partner warten, den Sie von der Arbeit abholen. Ihr Partner steigt ins Auto ein und schaltet sofort auf einen anderen Radiosender um. Sie werden wütend und sagen: »Du reißt immer die Kontrolle an dich. Du benimmst dich, als wärst du der einzige, der das zu bekommen verdient, was er will.«

Ihr Mann geht um sechs Uhr morgens zur Arbeit und kommt um elf Uhr abends nach Hause. Sie treten ihm an der Haustür entgegen und machen ihm bittere Vorwürfe: »Dein Job ist dir wichtiger als deine Familie.«

Wenn Sie anfangen, achtsam zu werden, werden Sie feststellen, wie bereitwillig Sie Ihre Vergangenheit in die Gegenwart einfließen lassen. Der erste Schritt beim Schaffen emotionaler

Freiheit ist es, damit aufzuhören. Dies erfordert es, sich bewusst zu fragen: *Was ist passiert?* und nicht in konditionierten Dialogen zu schwelgen, die ihre Wurzeln in der Vergangenheit haben. Das ist eine Fertigkeit, die der Übung bedarf, da der Geist die natürliche Tendenz hat, sich seiner Erinnerungen zu bedienen und die Gegenwart so durch die Linse früherer Erfahrungen zu sehen. Diese Fähigkeit, »im Jetzt zu bleiben« entwickelt sich durch regelmäßige Meditationspraxis, durch die wir lernen, unsere Gedanken aus dem Wiederkäuen der Vergangenheit und Zukunftserwartungen in achtsames Gewahrsein der Gegenwart umzulenken.

Um bei den soeben angeführten Beispielen zu bleiben – lassen sie uns die Fakten der Situation – das, was tatsächlich geschehen ist – von unseren Interpretationen, die auf Konditionierungen aus der Vergangenheit basieren, ablösen.

Was ist passiert?	Interpretation basierend auf früherer Konditionierung
Meine Frau hat mich eine Stunde lang nicht zurückgerufen.	Ich habe nicht die höchste Priorität für sie. Ich bin für meine Frau nicht so wichtig.
Mein Partner hat den Radiosender gewechselt.	Mein Partner ist ein Controlfreak, dem es völlig gleich ist, was ich will.
Mein Mann ist um 6 Uhr morgens zur Arbeit gegangen und um 11 Uhr abends zurückgekommen.	Meinem Mann ist seine Arbeit wichtiger als seine Familie.

Wenn wir unsere Gegenwart mit den Konditionierungen der Vergangenheit kontaminieren, besteht eine hohe Wahrscheinlichkeit, dass sich die gegenwärtige Situation vorhersehbar entwickelt. Unser Ziel ist es jedoch, das Unvorhersehbare anzukurbeln, da Kreativität darin besteht, Neues hervorzubringen, eine neue Antwortmöglichkeit zu haben, die größere Möglichkeiten zu Liebe und Intimität in unseren Beziehungen eröffnet. Wir suchen nach neuen Wegen, unsere Bedürfnisse zu kommunizieren, sodass wir eine bessere Chance haben, diese befriedigt zu sehen.

Von »Wegen dir fühle ich mich ...« hin zu »Ich trage Verantwortung ...«

Die Sprache, die wir zum Kommunizieren unserer Bedürfnisse verwenden, erzeugt die Realität unserer Erfahrung. Ich sehe immer wieder, wie die Ängste der Menschen vor dem, was geschehen könnte, fast mit Sicherheit für das Eintreten des gefürchteten Ergebnisses sorgen. Beispielsweise mag der Repräsentant eines Fabrikanten solche Angst davor haben, dass ein Kunde andere Quellen für sein Produkt findet, dass er soeben die Geschäftsbeziehungen, die er aufrechterhalten will, untergräbt. Ein eifersüchtiger Ehemann, der so beherrschend ist, dass seine Partnerin ihn verlässt, weil sie das Gefühl hat, zu ersticken. Eine Frau, die ihre Zuneigung entzieht, weil sie Angst hat, sich verwundbar zu machen, verliert ihren Partner an eine Frau, die ausdrucksvoller mit ihren Gefühlen umgeht.

Das bewusste Formulieren unserer Gefühle kann uns weiterbringen, bis zu dem Punkt, wo unsere Bedürfnisse gestillt werden. Bestimmte Worte, die zur Beschreibung von Gefühlen benutzt werden, sind wesensmäßig dazu angetan, eine Opferrolle zum Ausdruck zu bringen und werden daher sowohl in Gedanken als auch beim Reden besser vermieden. Hier eine Sammlung von Worten, die aus Ihrem Vokabular zu eliminieren ich Sie ermutigen möchte, und damit meine ich auch Ihre Selbstgespräche, da diese Ihnen und der Welt mitteilen, dass Sie die Verantwortung für Ihre Gefühle an andere abgegeben haben.

Missbraucht	Verlassen	Verraten
Beherrscht	Betrogen	Getäuscht
Hinters Licht geführt	Ausgenutzt	Erniedrigt
Eingeschüchtert	Manipuliert	Vernachlässigt
Abgewiesen	Verarscht	Ausgebeutet

Natürlich missbrauchen, verlassen, betrügen und vernachlässigen die Menschen einander. Das ist unleugbar. Wenn Sie sich jedoch emotionale Freiheit als Ziel gesetzt haben, ist es kontraproduktiv, eine Opferhaltung zu verstärken, indem Sie immer wieder mentale Dialoge wie *Ich fühle mich missbraucht, Ich fühle mich verlassen, Ich fühle mich vernachlässigt* und andere Nachrichten abspulen, mit denen Sie sich selbst matt setzen.

Die Sprache der Opfer beschreibt keine Gefühle; vielmehr handelt es sich um eine Zuschreibung von Intentionen. Wenn Sie sagen: »Ich fühle mich zurückgestoßen«, implizieren Sie damit, dass es die Intention der anderen Person war, Sie zurückzustoßen. Es ist schwierig genug, sich der eigenen Intentionen sicher zu sein! Ihre Treffsicherheit, wenn es darum geht, die Intentionen von jemand anderem festzuschreiben, ist daher suspekt. Statt daher einer anderen Person Autorität über Ihren inneren Zustand zuzugestehen, benutzen Sie lieber eine Sprache, die Ihre Bereitschaft, Verantwortung für Ihre Emotionen zu übernehmen, widerspiegelt. Statt zu sagen, Sie fühlen sich *verlassen*, sagen Sie, Sie fühlen sich *einsam*. Statt *zurückgewiesen* sagen Sie *unwichtig*. Hier noch einige Vorschläge zur Übersetzung von Worten, die sich der geistigen Opferhaltung verdanken, in Worte, die zeigen, dass Sie willens sind, Ihre Emotionen auch als die Ihren zu behandeln:

Missbraucht → Machtlos
Betrogen → Naiv

Verraten	→	Töricht
Ausgenützt	→	Leer
Manipuliert	→	Hilflos
Vernachlässigt	→	Unsichtbar

Ich will hier nicht vorschlagen, dass Sie es leugnen, wenn Sie unangenehme Gefühle haben, die entstehen, wenn Grenzen übertreten oder Ihre Bedürfnisse nicht gestillt werden. Ich sage vielmehr, dass die Sprache, die Sie zum Kommunizieren Ihrer Gefühle benutzen, einen substantiellen Anteil an Ihrer Fähigkeit, diese zu ändern, haben wird.

Von »Finde heraus« zu »Ich bitte dich um ...«

Als Babies und Kleinkinder sind wir uns des Unbehagens bewusst, das in unseren Körpern als Resultat eines Bedürfnisses entsteht, noch bevor wir uns des Bedürfnisses selbst bewusst sind. Wenn ein Baby schreit, bedeutet das, dass es Hunger hat, müde ist oder Zuneigung will, und es ist die Aufgabe der Mutter, die Botschaft zu entschlüsseln und so das Bedürfnis zu entschlüsseln und zu befriedigen. Wenn wir heranwachsen, können wir unsere Bedürfnisse üblicherweise besser identifizieren und kommunizieren, aber die meisten Beziehungen geraten ins Wanken, weil wir auf einer tieferen Ebene immer noch möchten, dass die andere Person es für uns herausfindet. Eine befreundete Psychologin sagte mir, dass die meisten Beziehungen scheitern, weil einer der Partner oder beide vom anderen erwarten, hellsichtig ihre Gedanken zu lesen. In Wahrheit sind *Sie* die Person, die am Besten dazu geeignet ist, zu identifizieren und zu kommunizieren, was Sie brauchen. Glücklicherweise sind die Bedürfnisse der meisten Personen recht einfach, auch wenn die Leute einen ungeheuren Energieaufwand betreiben, sie als komplex erscheinen zu lassen:

- *Aufmerksamkeit*: Das Gefühl, dass du mir wichtig bist und dass ich daher willens bin, dich (manchmal) zum zentralen Objekt meines Fokus zu machen.
- *Zuneigung*: Die Verbindung, die durch liebenden physischen Kontakt entsteht.
- *Wertschätzung*: Das Gefühl, dass ich dich für das, was du mir gibst, achte.
- *Akzeptanz*: Das Anerkennen, dass ich sehe, dass du in jedem Moment so gut bist, wie du nur sein kannst, wobei ich dir den Raum gebe, zu deinem vollen Potential heranzuwachsen.

Das Schlüsselprinzip bewussten Kommunizierens ist es, es der anderen Person so leicht wie möglich zu machen, Ihr Bedürfnis zu befriedigen, indem Sie um das spezifische Verhalten bitten, das dies leistet. Wenn sich die Leute jedoch verwundbar fühlen, kompensieren sie das üblicherweise, indem sie fordern und drohen, weil sie glauben, dass Vehemenz die Wahrscheinlichkeit, das zu bekommen, was sie wollen, erhöht. Genauso oft hat dieser Ansatz jedoch den gegenteiligen Effekt. Wenn ich etwas von Ihnen fordere, impliziert das, dass Sie weniger Wert haben als ich und dass ich deshalb das Recht habe, Ihnen etwas zu diktieren. Selbst wenn Sie meinen aggressiven Forderungen nachgeben, tun Sie das wahrscheinlich mit Widerstand und Groll. Früher oder später werden Sie nicht länger willens sein, sich meinen Forderungen zu beugen und meine Bedürfnisse zu befriedigen. Auch wenn wir den Menschen, die wir lieben, bei der Befriedigung ihrer Bedürfnisse helfen wollen, haben wir, wenn sie uns Forderungen stellen, das Gefühl, etwas aufgezwungen zu bekommen. Wenn Sie Vater oder Mutter sind, versuchen Sie wahrscheinlich, die Forderungen Ihrer Kinder in Bitten umzuwandeln. Mit: »Sag bitte« oder: »Wie fragt man höflich danach?«, lehren Sie sie, ihr Bedürfnis auf eine Weise umzuformulieren, die Ihr Selbstwertgefühl erhöht, statt es zu erniedrigen.

Das Meistern bewusster Kommunikation

Die Art, wie wir unsere Bedürfnisse zum Ausdruck bringen, ist einer der Aspekte unserer Persönlichkeit, der am stärksten Konditionierungen unterliegt. Sie haben es gelernt, indem Sie Ihre Eltern beobachtet haben und diesen Stil übernommen, egal, ob er durchgängig effektiv war oder nicht. Die Menschen entwickeln oft eine Anhaftung an das, was ihnen am Vertrautesten ist, selbst wenn es sich nicht als die effektivste Methode herausgestellt hat. Wenn Menschen, die in unterschiedlichen Kulturen oder Umfeldern aufgewachsen sind, zusammenkommen und wollen, dass ihre Bedürfnisse befriedigt werden, dann gehen sie an die Beziehung mit unterschiedlichen (internalisierten) Regeln bezüglich ihrer Ansätze heran. So sind, wenn sich das Spiel der Liebe erst zu entfalten beginnt, Verletzungen unvermeidlich, da das, was auf dem einen Spielfeld fair war, auf dem anderen ein Foul ist. Wenn Sie friedliche Beziehungen führen möchten, ist es essentiell, dass Sie sich darauf einigen, Ihre Bedürfnisse auf eine Art zum Ausdruck zu bringen, die mit der größten Wahrscheinlichkeit sowohl Ihnen als auch der anderen Person dienlich ist, und nach Regeln zu spielen, die Sie beide fair finden. Schauen wir uns ein paar verbreitete Szenarios an, um zu sehen, wie das funktioniert.

Szenario 1

Sie gehen auf die Party eines Freundes Ihres neuen Partners. Sie stehen allein herum, während sich Ihr Partner lebhaft mit einer Bekannten unterhält.

> *Konditionierte Reaktion*: »Ich habe gesehen, wie du mit der anderen geflirtet hast und fühle mich betrogen. Wenn du das noch mal machst, dann glaub bloß nicht, dass ich jemals wieder auf eine Party mit dir gehe.«

Bewusste Reaktion: »Als ich dich mit der anderen Person reden gesehen habe, habe ich mich unsichtbar gefühlt. Wenn ich mit dir irgendwohin gehe, wo ich niemanden kenne, möchte ich mich wohlfühlen. Würdest du mich bitte deinen Freunden vorstellen, sodass es für mich nicht unangenehm wird, wenn du mit anderen Leuten redest?«

Szenario 2

Ihr Partner ist zum Einkaufen gegangen und hat die Frühstücksflocken, die Sie bevorzugen, nicht mitgebracht.

Konditionierte Reaktion: »Du denkst nie an mich, wenn du Einkaufen gehst. Ich bin es leid, mich von dir ausnutzen zu lassen. Ich werde die Dinge, die ich für dich tue, nicht weitermachen, weil du mir nie etwas zurückgibst.«

Bewusste Reaktion: »Mir sind meine Frühstücksflocken ausgegangen, und ich hatte gehofft, dass du das bemerkst und mir welche mitbringst. Es würde mir gefallen, wenn du mich fragst, was ich brauche, wenn du einkaufen gehst. Kannst du das für mich machen?«

Szenario 3

Sie kommen von der Arbeit nach Hause und sehen, dass Ihr Mann und Ihre Kinder im Wohnzimmer sitzen und Videospiele spielen. Es steht Geschirr in der Spüle und Kleidungsstücke liegen auf dem Fußboden herum.

Konditionierte Reaktion: »Ich habe wirklich genug davon, die einzige zu sein, die hier aufräumt. Ich werde behandelt, als wäre ich das Dienstmädchen. Ich habe nicht das Gefühl, dass mich diese Familie unterstützt, und ich habe keine Lust, mich weiter anzustrengen, nur damit ihr Videospiele spielen könnt!«

Bewusste Reaktion: »Ich habe den ganzen Tag gearbeitet und komme heim, und dann liegt das Geschirr in der Spüle und die Kleider auf dem Boden. Ich würde mich wirklich freuen, wenn ihr mir etwas dabei helfen würdet, das Haus in Ordnung zu halten. Kann bitte die nächste Viertelstunde jeder dazuhelfen und aufräumen, während ich das Essen vorbereite?«

Bei jedem Szenario gibt es in der konditionierten Antwort zwei gemeinsame Elemente: 1. Der Sprecher wendet frühere Erfahrungen auf die Gegenwart an, sodass das gegenwärtige Ereignis von dem historischen Muster dominiert wird; und 2. erwartet der Sprecher, dass die anderen schon wissen, was er braucht, und daher das entsprechende Verhalten absichtlich nicht an den Tag legen. Es herrscht ein unterschwelliges Gefühl von Opfersein, das im Grunde genommen sagt: »Du weißt, was ich brauche, und gibst es mir absichtlich nicht.«

Im Gegensatz dazu stellt sich die bewusste Reaktion der gegenwärtigen Erfahrung als einem unabhängigen Ereignis. Es wird nicht davon ausgegangen, dass das Bedürfnis offensichtlich ist, und daher nimmt die betreffende Person die Verantwortung, ihr Bedürfnis zu identifizieren und das Kommunizieren des Verhaltens, das es befriedigen wird, auf sich.

Die entscheidenden Fähigkeiten können jede Beziehung verwandeln. Ich möchte Sie dazu ermutigen, diese zu meistern, indem Sie die folgende einfache Methode befolgen. Hier vier Schritte:

1. Immer wenn Sie sich aufregen, machen Sie sich sogleich klar, dass das daran liegt, dass ein unbefriedigtes Bedürfnis vorliegt.

2. Identifizieren Sie, was geschehen ist und von Ihren Erwartungen abwich.
3. Identifizieren Sie, was Sie brauchen und nicht bekommen haben.
4. Bitten Sie um das entsprechende Verhalten; seien Sie dabei so spezifisch wie möglich.

Auch wenn Sie sich diesen Prozess zunutze machen, ist das keine Garantie, dass Ihre Bedürfnisse jedesmal erfüllt werden – aber es wird aber dennoch die Wahrscheinlichkeit erhöhen, dass Sie sich öfter wohl und seltener emotional unbehaglich fühlen.

Wenn Sie besser im bewussten Kommunizieren werden, werden Sie auch zunehmend Vertrauen in Ihre Fähigkeit entwickeln, *innerhalb des Möglichen* für die Erfüllung Ihrer Bedürfnisse zu sorgen, d. h. unter Berücksichtigung der Elemente, die Ihrer Kontrolle unterliegen, und derer, bei denen dies nicht der Fall ist. Bewusstes Kommunizieren ist eine Fähigkeit, die mit dem Üben besser wird.

Rekapitulation

Wenn Sie sich die Mühe gemacht haben, die emotionale Toxizität der Vergangenheit loszulassen, sind Sie jetzt in der Position, bewusst das Anhäufen neuen emotionalen Amas zu vermeiden und weiterzugehen. Rekapitulieren, die Kunst, Ihre Entscheidungen und Erfahrungen am Ende jedes Tages zu überdenken, ist eine wertvolle Technik, wenn es darum geht, Ihre Kommunikationsfähigkeit zu verbessern und Ihr Herz frei von Toxizität zu halten. Regelmäßig praktiziert wird Sie das befähigen, einen Rückfall in alte emotionale Muster zu verhindern.

Rekapitulation übt man am Besten ganz am Ende des Tages, nachdem die abendliche Routine vorüber ist, die Lichter ausgeschaltet und Sie selbst bettfertig sind. Fangen Sie damit an, sich ein Kissen in den Rücken zu legen und sich bequem im Bett hinzusetzen, schließen Sie die Augen und meditieren Sie für fünf bis zehn Minuten, wobei Sie ein Mantra benutzen oder Ihrer Atmung folgen können. Wenn Sie das Gefühl haben, dass Sie angekommen sind, beginnen Sie damit, Ihren Tag von dem Moment an, als Sie morgens erwachten, durchzugehen. Achten Sie auf die Ereignisse und Interaktionen, die sich während des Tages abgespielt haben, als ob Sie sich ein Video auf dem Schirm Ihres Bewusstseins ansähen. Seien Sie besonders aufmerksam, wenn Ihr Körper Gefühle von Behagen oder Unbehagen produziert. Wenn Sie darauf achten, welche Situationen immer noch eine emotionale Ladung haben, kann das Hinweise liefern, dass Sie noch aufmerksamer sein müssen. Schauen Sie auch, ob etwas, das Sie an diesem Tag hätten tun sollen, ungetan blieb.

Während des Rekapitulierens mögen Sie feststellen, dass Sie mit jemandem kurz angebunden waren, weil Sie Vorurteile ihm gegenüber hatten. Vielleicht fällt es Ihnen ein, dass Sie einem Ihrer Kinder nicht die Aufmerksamkeit geschenkt haben, nach der es suchte. Vielleicht haben Sie vergessen, jemanden zurückzurufen. Wenn Sie etwas als »liegengeblieben« erkennen, dann geben Sie sich das Versprechen, es am nächsten Tag zu vollenden. Entschuldigen Sie sich bei der Person, zu der Sie unhöflich waren; schenken Sie Ihrem Kind zusätzliche Aufmerksamkeit; rufen Sie Ihren Freund zurück.

Erlauben Sie es dem emotionalen Ama nicht, sich in Ihrem Herzen anzusammeln. Wenn Sie nicht länger Groll, Klagen oder Bedauern in sich tragen, werden Sie offen für echte Erfahrungen und feiern alle Geschenke, die Ihnen in diesem Moment offenstehen. Hinter dem Vorhang von Selbstmitleid und Selbstherrlichkeit warten Liebe und Erkennen geduldig auf ihre Stunde.

Schritt zur Freiheit

Üben Sie die nächsten sieben Tage vor dem Schlafengehen das Rekapitulieren. Gehen Sie fünf bis zehn Minuten Ihre Erfahrungen und Reaktionen während des Tages durch, während Sie auf die Gefühle in Ihrem Herzen und Ihrem Körper achten. Wenn Ihnen unwohl wird, weil Sie merken, dass Ihr Herz nicht so offen war, wie Sie es gern hätten, machen Sie sich ein paar Notizen in das Tagebuch auf Ihrem Nachttisch, sodass Sie die Übertretung am nächsten Tag wieder gutmachen können. Achten Sie darauf, wie diese einfache, herzreinigende Übung Ihre Beziehung zu sich selbst und anderen verändert.

Hingabe ans Mitgefühl

Liebe transformiert die Menschen. Das ureigene Wesen der Liebe erweitert unser Selbstgefühl und unsere Fähigkeit, andere mit Sanftmut zu behandeln. Die Unterscheidungen und Unterschiede, die uns von anderen trennen, erscheinen weniger attraktiv als das, was uns verbindet. Persönliche Liebe wird weniger persönlich, da unsere innere Identität sich aus ihren Verstrickungen löst. Maharishi Mahesh Yogi pflegte zu sagen: »Alle Liebe wird auf das Selbst gelenkt. Ich liebe dich, aber das geht dich nichts an.«

Der Schritt von der persönlichen zur höheren Liebe vollzieht sich, indem wir unserer Achtsamkeit Stille hinzufügen. Wenn wir in unseren inneren Dialog darüber verstrickt sind, was in der Vergangenheit geschehen ist oder was wir für die Zukunft erwarten, bleiben wir in unsere Personalität eingesperrt, eingezäunt von den Geschichten, die wir uns selbst erzählen. Wenn wir in der Lage sind, unseren Gedankenverkehr durch Meditation zu beruhigen, erhaschen wir einen Blick auf den ausgedehnten Raum zwischen unseren Gedanken und erkennen, dass wir viel mehr sind, als wir denken.

Wenn wir der Liebe Stille hinzufügen, erhebt uns das. Wenn wir erkennen, dass alle Wesen das *eine* Wesen in Verkleidung sind, dann vollziehen wir den Schritt von der persönlichen Liebe zum Mitgefühl. Das ist das Wesen der spirituellen Liebe. Der brillante (und oft kontroverse) Guru Rajneesh (heute bekannt als Osho) sagte, Liebe auf der physischen Ebene werde durch Sexualität ausgedrückt und spiegele unsere animalische Natur. Liebe auf emotionaler Ebene werde durch Beziehungen ausgedrückt und spiegele unsere menschliche Natur. Liebe auf spiritueller Ebene wird durch Mitgefühl ausgedrückt und spiegelt unsere göttliche Natur. Unsere Göttlichkeit ist das, was unsere Existenz feiert, unabhängig von unserer Stellung und unserem Besitz, unseren Leistungen, Akquisitionen und Erfahrungen. Wenn wir in diesem Zustand der Gnade leben können, werden wir in all unseren Beziehungen authentische Liebende.

Machen Sie die folgende einfache Übung, um zu sehen, wie leicht Sie kurzzeitig die Fallstricke Ihrer Persönlichkeit abwerfen und immer noch Sie selbst sein können.

> Setzen Sie sich bequem hin, machen Sie die Augen zu, und tun Sie ein paar langsame, tiefe Atemzüge. Richten Sie Ihre Aufmerksamkeit auf Ihre Umgebung, und denken Sie an all das, was Sie normalerweise als Besitz beanspruchen, indem Sie ihm den Wert »mein« zuschreiben. Sie denken jetzt vielleicht *Ich habe mein Haus, mein Auto, meinen Job, meine Frau, meine Kinder, meinen Plasmafernseher, meinen Lieblingsfußballverein.* Lassen Sie jetzt all diese Menschen, Positionen und Dinge los.

> Richten Sie als nächstes die Aufmerksamkeit auf Ihren Körper, und werden Sie sich des Besitzgefühls bewusst, das

Sie über Ihren Körper beanspruchen. *Das ist mein Haar, meine Eingeweide, meine Diabetes, mein Herz.* Lassen Sie nun auch Ihren Körper los.

Werden Sie sich Ihres Atems gewahr. Achten Sie auf das Ein- und Ausströmen Ihres Atems, der weiterfließt, ob Sie nun auf ihn achten oder nicht. Halten Sie den Atem an, wenn Sie gerade voll eingeatmet haben, und beobachten Sie, wie unangenehm es sich anfühlt, wenn Sie dem Loslassen Widerstand leisten, obwohl es Zeit dafür wäre. Halten Sie nun den Atem an, nachdem Sie ganz ausgeatmet haben, und beobachten Sie das Unwohlsein, das Sie spüren, wenn Sie sich gegen das Empfangen wehren, obwohl es Zeit zur Annahme wäre. Lassen Sie jetzt den Atem los.

Richten Sie Ihre Aufmerksamkeit auf Ihren Geist. Achten Sie auf das Entstehen von Gedanken. Schauen Sie, wie Gedanken an Vergangenheit und Zukunft aufsteigen, wie Wellen auf dem Ozean Ihrer Aufmerksamkeit. Lassen Sie nun den Geist los, und sitzen Sie einfach in der Gegenwart Ihres eigenen Seins. Sie werden feststellen, dass Ihr inneres Ganzheitsgefühl unabhängig von Ihren Positionen und Besitztümern, sogar unabhängig von Körper und Geist ist.

Wenn Sie aus diesem stillen, geweiteten Zustand wieder auftauchen, denken Sie an die Menschen, mit denen Sie wichtige Beziehungen führen. Stellen Sie sich vor, sie von diesem Ort der Weitung aus zu lieben, frei von Bedürfnissen und Erwartungen. Stellen Sie sich vor, wie Sie mit Ihrem offeneren Herzen die Menschen in Ihrem Leben akzeptieren können, wie sie sind, mit all ihren anziehenden und ihren abstoßenden Eigenschaften. Ihre erweiterte innere Ganzheit bringt Ihre Fähigkeit, bedingungslos zu lieben, auf Touren.

Die Erfahrung von Liebe ist heilsam. Frühgeborene Babys, die man liebevoll berührt, entwickeln sich schneller. Die Liebe verstärkt die Immunfunktionen, verbessert die Verdauung, senkt den Blutdruck und kann sogar den Cholesterinspiegel senken. Patienten, die der Meinung sind, sie lägen ihren Ärzten und Krankenschwestern wirklich am Herzen, erholen sich schneller als die, bei denen dies nicht der Fall ist. Die Liebe erweckt die eingeborenen Heilkräfte von Geist und Körper.

*

Liebe ist eine Fähigkeit, die sich durch Übung verbessert. Jeder Tropfen Liebe ist heilig. Jeder Impuls der Liebe treibt uns in Richtung des Einsseins. Jetzt, wo Sie Zeit und Aufmerksamkeit investiert haben, um die Hindernisse zur Öffnung Ihres Herzens zu beseitigen, verschreiben Sie sich dem Lieben in all seinen Formen als der wichtigsten Sache in Ihrem Leben.

10.

Wie man eine tolle Liebesgeschichte schreibt

Seitdem das Glück deinen Namen gehört hat,
läuft es durch die Straßen und versucht, dich zu finden.
Hafiz

Glückwunsch, Sie haben es bis hierher geschafft! Angenommen, Sie haben die vorhergehenden neun Kapitel nicht einfach übersprungen und die Übungen gemacht. Jetzt sind Sie nicht länger dieselbe Person, die Sie waren, als Sie dieses Buch zu lesen begannen. Sie haben die emotionalen Rückstände aus Ihrer Vergangenheit identifiziert und sie ans Licht Ihrer bewussten Aufmerksamkeit geholt, wo Sie die emotionale Ladung von den Fakten Ihrer Vergangenheit abgelöst haben. Indem Sie anerkannt haben, dass die Menschen vom jeweiligen Standpunkt Ihrer Aufmerksamkeit aus gesehen stets ihr Bestes tun, haben Sie zuinnerst Ihre Gefühle von Bedauern, Groll und Schuld losgelassen und sie durch Verstehen und Vergebung ersetzt. Sie haben sich mit Eifer in bewusster Kommunikation geübt, sodass Sie nun Ihre Beziehungen mit der Fähigkeit bereichern können, Ihre Bedürfnisse zu identifizieren und auf eine Art zum Ausdruck zu bringen, die die Wahrscheinlichkeit ihrer Befriedigung erhöht.

Die Frage ist nun: *Welche Geschichte wollen Sie sich von jetzt an abspielen lassen?* Sie haben die Möglichkeit und die Verantwortung, ein authentisches Leben zu führen, eines, in dem Sie der Drehbuchautor, der Regisseur und der Hauptdarsteller sind, statt nur eine Nebenrolle im Stück eines anderen zu spielen. Jeder liebt Epen, deshalb erzählen wir sie ja wieder und wieder. Schauen Sie mal, was zur Zeit im Kino läuft. Bei den meisten Geschichten geht es entweder um den Triumph des Guten über das Böse oder um Liebe, die die Entfremdung überwindet. Eine heroische Gestalt schafft es entgegen aller Wahrscheinlichkeit, die destruktiven Kräfte zu überwinden und der Welt Gerechtigkeit, Fairness und Harmonie wiederzugeben. Liebende, die getrennt werden, finden erneut den Weg ins Herz des anderen. Dies sind die ewigen Geschichten, die wir einander seit der Morgendämmerung der Menschheit erzählt haben.

Sich in sich selbst verlieben

Sie sind stark, intelligent und interessant. Sie sind kompliziert und wertvoll. Sie sind attraktiv. Sie sind ein guter Mensch. Sie sind liebenswert. Sie verdienen es, glücklich zu sein.

Ich hoffe, dass Sie diese Wahrheiten mittlerweile bereitwilliger annehmen können als noch zu Beginn Ihrer Lektüre dieses Buches. Sagen Sie diese Dinge zu sich selbst, und schauen Sie, ob Sie die Essenz dieser Anerkennung ohne echte oder falsche Bescheidenheit, ohne Selbstmitleid oder Selbstherrlichkeit verkörpern können.

Sie haben diese liebenswerten Eigenschaften und noch mehr, weil Sie das Geschenk des menschlichen Verkörpertseins leben und diese einzigartige Gelegenheit bekommen haben, eine bewusste Manifestation des Universums zu sein. Ihre Individualität ist eine Welle auf dem Ozean der Universalität. Auch wenn jede Welle Ihre einzigartigen Eigenschaften und Talente zum Ausdruck bringt, behält sie doch stets ihre wesenhaft ozeanische Natur. Um eine andere Metapher zu verwenden: Gold kann zu Armbändern, Glücksbringern und Münzen verarbeitet werden, aber man kann seine innere Goldnatur niemals zerstören.

Sie sind das Universum, das mit sich selbst Verstecken spielt. Sie sind das verhüllte Heiligtum. Sie sind ein schlafender Gott. Wenn Sie das wissen, dann können Sie sich nicht lange selbst leidtun, weil Ihr Herz und Ihre Seele die Erinnerung an Ihr göttliches Wesen nie mehr verlieren. Mit diesem Bewusstsein können Sie eine überzeugende Lebensgeschichte schreiben – eine Geschichte, in der Sie die Freiheit haben, zu lieben, und dies auch tun.

Ihr inneres Wesen versucht ständig, Sie zu verführen. Auch wenn ihm die sinnlichen Verlockungen der Welt ziemliche Konkurrenz machen, ist Ihre Seele kein eifersüchtiger Liebhaber. Verbinden Sie sich regelmäßig damit, und sie wird Sie gern mit der Welt teilen. Wenn Sie die emotionalen Konfusionen und Missverständnisse klären, dann machen Sie damit einen großen Schritt, wenn es darum geht, auch die anderen Verkleidungen Gottes leichter durchschauen zu können. Dann werden Sie sich, egal, wo Sie sind und mit wem, zu Hause und offen fühlen, weil Sie im Innersten spüren, dass Sie die göttliche Natur sind, die sich selbst in einer lebenden Form Ausdruck verleiht – so wie alle anderen fühlenden Wesen, denen Sie in Ihrem Leben begegnen. Wenn Ihre Liebe und Ihr Leben im Innern Ihres Wesen verankert sind, sind Sie immer bei sich selbst zu Hause.

Zärtlichkeit im Umgang mit sich selbst

Wenn Sie etwas lieben, sei es ein Welpe, Ihr Garten oder ein Kind, ist es ganz natürlich, dass Sie ihm Fürsorge angedeihen lassen wollen. Jetzt, wo Sie sich Entscheidungen verschrieben haben, die Ihr Glück fördern, sollten Sie sich mit derselben Intention und Fürsorglichkeit behandeln, die Sie allem andern, was Sie lieben, zukommen lassen. Minimalisieren Sie das Toxische, und maximieren Sie das Stärkende. Lebensschädigende Gewohnheiten, die Ihnen in der Vergangenheit zeitweilige Erleichterung von Ihrem Gefühl des Nicht-Geliebtseins verschafften, haben ihren Nutzen für Sie verloren. Sie brauchen sich nicht länger durch Betäubung Ihrer selbst zu entziehen. Schauen Sie sich Ihren Umgang mit Verhaltensweisen an, die Liebe ersetzen sollen, und fangen Sie an, Ihrer inneren Hausapotheke des Wohlgefühls zu vertrauen, statt sich von Chemikalien abhängig zu machen, die Ihre Emotionen nur kurzzeitig modulieren. Geben Sie sich dem regelmäßigen Praktizieren von Meditation, Yoga, Übungen und bewusstem Kommunizieren hin, und genießen Sie Ihre Macht, das Gleichgewicht von innen her herzustellen und so Ihren Bedarf an äußeren Akten der Beeinflussung zu vermindern.

Sehen Sie sich jeden Aspekt Ihres Lebens an, und identifizieren Sie die Erfahrungen, die Sie aussaugen, statt Sie zu stärken. Bewerten Sie Ihr Essen, das Wasser, die Luft, die Musik, Fernsehsendungen, Internetseiten und Berufsentscheidungen, und schauen Sie, wie Sie die Aufnahme von Energie und Information, die Ihnen nicht dienlich sind, reduzieren können, um Sie stattdessen durch etwas zu ersetzen, was Ihnen nützt.

Wenn Sie sich daranmachen, Ihnen selbst mehr Gutes zukommen zu lassen, ist es wesentlich, dass Sie in Ihren Beziehungen bewusste Entscheidungen treffen. Wie Sie mittlerweile wissen, kann die aus Beziehungen stammende Toxizität genauso schlecht oder noch schlechter für Ihre psychische und physische Gesundheit sein wie schlechte Ernährung, Alkohol oder Partydrogen. Und manchmal kann es schwieriger sein, eine toxische Beziehung loszulassen als eine toxische Substanz. Es braucht Mut und Nüchternheit, um sich aus Verbindungen zu lösen, die grenzverletzend oder energieraubend sind.

Die meisten Menschen entziehen sich toxischen Situationen nicht, weil sie Angst haben – Angst, finanzielle Sicherheit zu verlieren, Angst, von ihrer Familie, ihrer religiösen Gemeinschaft oder Gott ungünstig beurteilt zu werden, Angst, ihre Kinder unwiderruflich zu schädigen und Angst, dass Sie niemanden sonst finden werden, der sie liebt. Wenn Sie gegenwärtig in so einer Beziehung sind, dann muss Ihr höchstes und gesündestes Selbst die Führung übernehmen, um Sie zur Freiheit anzuleiten. Jede Ihrer Ängste muss direkt angegangen werden, da es unmöglich ist, in Freiheit zu lieben oder sich zu heilen, wenn Ihr Leben von Angst bestimmt wird.

Holen Sie sich Rat von einem vertrauenswürdigen Finanzexperten, holen Sie sich die Unterstützung von Familie und Kirche, und machen Sie sich klar, dass Sie Ihren Kindern keinen Gefallen tun, wenn es in Ihrer Familie ständig Turbulenzen oder Spannungen gibt, und wenden Sie sich an Ihre engsten Freunde, bei denen Sie das Vertrauen haben, dass sie nur Ihr Glück wollen.

Meiner Erfahrung nach finden es Leute, die die emotionale Toxizität aus der Vergangenheit identifizieren, in Bewegung bringen und loslassen, fast unmöglich, eine Beziehung zu tolerieren, die ihnen wenig emotional Stärkendes bietet. Wenn Sie das Gefühl haben, in einer Beziehung festzustecken, die Ihnen fortwährend Schmerz bereitet, dann fangen Sie damit an, diese zu heilen, oder beginnen Sie jetzt damit, sich einen Ausstiegsplan zurechtzulegen. Benutzen Sie Ihre Kreativität, Ihr Timing und Ihre Finesse – bald sind Sie wieder frei, zu lieben.

Die wichtigste Beziehung

Oft finden Menschen die Motivation, sich auf einen emotionalen Heilungsprozess einzulassen, wenn eine Beziehung zu Ende geht. Der Schmerz und die Einsamkeit, die es mit sich bringt, wenn man den Schritt vom Paar zum Einzelgänger macht, sind ein mächtiger Zündstoff, um sich die eigenen Muster sowie die des anderen anzusehen. Auch wenn es sich zuerst vielleicht nicht so anfühlt, kann die Zeit zwischen Beziehungen doch ein ungeheures Geschenk sein. Ich möchte Sie ermutigen, aus dieser Gelegenheit den vollen Nutzen zu ziehen und wieder in einen Zustand des Liebens einzutreten, der das Bedürfnis nach einem/einer Geliebten übersteigt.

Der wichtigste Schritt, wenn Sie gerade eine schmerzhafte Beziehung hinter sich gebracht haben, ist direkt, wenn auch keineswegs immer leicht: *Warten*. Wenn Sie sich sofort in eine neue Liebe stürzen, ohne sich die Zeit zu nehmen, Ihre Mitte wiederzufinden und Ihr Herz zu heilen, dann setzen Sie den Aufruhr fast garantiert fort. Nehmen Sie sich Zeit, sich in sich selbst zu verlieben. Als Faustregel: Nehmen Sie sich ein bis zwei Monate pro Jahr, das die alte Beziehung gedauert hat, bevor Sie auch nur daran denken, eine neue anzufangen. Verbringen Sie Zeit mit sich selbst und mit Familienmitgliedern und Freunden, die Sie unterstützen, bis das Gefühl der Verzweiflung verebbt. Denn das wird es. Sie sind jedoch nicht in der Lage, sich auf eine andere Person einzulassen, solange Sie sich nicht wirklich wohlfühlen, wenn Sie Zeit mit sich selbst verbringen.

Seien Sie besonders wachsam gegenüber Leuten, die Sie vor Ihrem gebrochenen Herzen retten wollen. Retter werden von verletzbaren Menschen angezogen, die ihnen das Gefühl geben, wichtig zu sein und gebraucht zu werden. Das Problem ist, dass viele Retter, sobald Sie stärker werden, sich unsicher fühlen und zu kleinlichen Tyrannen werden. Sie sind abhängig von Ihrer Schwäche, wenn sie sich selbst stark fühlen wollen, sodass sie, wenn niemand anders Ihnen Schmerz zufügt, selbst diese Rolle übernehmen.

Wenn Sie leiden, ist jemand, der »alles besser machen will«, verständlicherweise sehr attraktiv, verlangsamt aber in vielen Fällen nur den Heilungsprozess. Seien Sie offen für Beziehungen mit Menschen, die Ihren Heilungsprozess unterstützen und ihm vertrauen, ohne dabei jedoch zu versuchen, Sie wieder »hinzubekommen«.

Seien Sie aufmerksam

Jeder Aspekt unseres Wesens ist in keimhafter Anlage vorhanden. Wenn Sie bereit sind, Liebe zu finden, dann achten Sie darauf, dass all die potentiellen Muster einer Beziehung vom ersten Moment, wo Sie anfangen, Energie und Information auszutauschen, ihre Versprechungen ausstrahlen. Es ist ganz natürlich, dass Sie, wenn Sie dem Bann der Liebe erliegen, die Aspekte wahrnehmen, die Ihr Ideal bestärken, und die ignorieren, die das nicht tun. Jeder Mensch hat lichte und dunkle Seiten, und die meisten von uns sind sehr gut darin geworden, die Charakteristika zu verstecken, die wir die anderen lieber nicht sehen lassen wollen.

Dennoch sieht das Herz alles. Unter dem Einfluss der Liebe wird Ihr Geist, wenn er ein Verhalten erkennt, das er weniger anziehend findet, seine Findigkeit im Verdrängen an den Tag legen. *Er trinkt eigentlich gar nicht so viel. So besessen von materiellen Dingen ist sie eigentlich gar nicht. Ich bin sicher, er lässt das Flirten sein, wenn wir uns erst wirklich aufeinander eingelassen haben.* Das sind die üblichen Lügen, die oft zu den Grabsteinen von Beziehungen werden.

Es ist natürlich, Hoffnungen zu hegen, dass der Enthusiasmus, den Sie im frühen Stadium einer Beziehung erleben, Sie für alle potentiellen Auseinandersetzungen in der Zukunft entschädigen wird. Menschen ändern ihr Verhalten zum Nutzen ihrer selbst und der anderen, aber eine wichtige Frage, die Sie sich stellen sollten, wenn Sie ein bestimmtes Muster bemerken, ist: *Kann ich mit diesem Verhalten leben, wenn es anhält?* Wenn Ihre Bereitschaft, eine tiefere Verbindung einzugehen, von der Erwartung abhängig ist, dass Sie es schaffen werden, jemanden »hinzukriegen«, dann machen Sie lieber einen Schritt zurück, bevor Sie zu tief eintauchen.

Jetzt, wo Sie das Licht der Heilung haben auf Ihr Herz scheinen lassen, müssen Sie nicht nach jemand anderem Ausschau halten, um sich ganz zu machen, weil Sie jetzt wissen, dass Ganzheit Ihre Wesensnatur ist.

Das Herstellen liebender Beziehungen

Für viele von uns bedeuten Beziehungen die größte Herausforderung an unsere emotionale Freiheit. Fast jeder würde gern Frieden und Harmonie mit den Menschen in seinem Leben erfahren, kämpft aber oft damit, diese Sehnsüchte in die Tat umzusetzen. Die meisten Leute stellen sich eine ideale, intime Beziehung vor, die auf geteilten Interessen, offener Kommunikation, gegenseitiger Stärkung und Leidenschaft beruht. Da viele nicht in der Lage waren, diese Ebene an emotionaler Verbundenheit zu erreichen, entscheiden sie, dass sie »härter daran arbeiten« müssen, um die Liebe zu bekommen, nach der sie suchen. Die Leute sagen mir oft, dass sie nach einer »ernsten« Beziehung suchen, aber meiner Erfahrung nach sind die fröhlichen die wünschenswerteren und außerdem die, die von längerer Dauer sind.

Ein Person, die sich in einer festgefahrenen Beziehung abkämpft, beschwert sich oft: »Ich muss feststellen, dass wir eigentlich völlig verschiedene Menschen sind.« Das ist eine wichtige Feststellung, denn wenn die Leute glauben, sie seien ein und dieselbe Person in zwei Körpern, werden sie höchstwahrscheinlich enttäuscht. Erfolgreiche Beziehungen akzeptieren die Tatsache, dass keine zwei Individuen die exakt selben Bedürfnisse, Erwartungen, Überzeugungen und Neigungen haben. Die Basis für gesunde Verbindungen besteht darin, einen gemeinsamen Raum zu finden, der den Unterschieden in Wahrnehmung und Perspektiven Rechnung trägt.

Auch wenn es keine feste Formel gibt, die sich auf alle Beziehungen anwenden lässt, kann es Konflikte reduzieren und den Liebesfluss verstärken, wenn Sie sich im Herzen einige Schlüsselprinzipien zu eigen machen. Diese Prinzipien haben ihren Wert sowohl in Freundschaften und Geschäftsbeziehungen, wie auch in Familien, Ehen und intimen Partnerschaften.

1. Meine Beziehungen basieren auf Gleichberechtigung

Beziehungen, die auf Ungleichheit basieren, mögen überleben, werden jedoch niemals erblühen. Liebe ist die Einheit, die entsteht, wenn man sich selbst im anderen zu erkennen vermag und den anderen in sich selbst. Trotz der unvermeidlichen Differenzen in finanzieller Produktivität, dem bildungsmäßigen Hintergrund, physischer Schönheit, dem IQ, muss Ihr tiefes, unablässiges Selbstgespräch lauten: *Ich stehe nicht über und nicht unter dir. Wir sind unterschiedlicher Ausdruck desselben zugrundeliegenden Wesens und sind so von gleichem Wert.* Vielleicht haben Sie schon von dem Sanskrit-Gruß *namaste* gehört. Der Kern dieses Ausdrucks ist: »Der Geist in mir erkennt den Geist in dir und weiß, dass sie eins sind.« Im täglichen Austausch lässt sich Namaste als Bereitschaft, den Standpunkt einer anderen Person zu sehen und dessen Berechtigung anzuerkennen, formulieren, selbst wenn man diese Perspektive nicht selber teilt.

2. Meine Beziehungen sind ein Spiegel meiner selbst

Wenn es einen Missklang in einer Beziehung gibt, fragen Sie sich, wie Sie zu diesem Konflikt beitragen. Bevor Sie der anderen Person die Schuld für das geben, was sie tut oder nicht tut, blicken Sie ins eigene Herz und schauen Sie, was Sie selbst anderes denken, sagen oder tun können, um eine Veränderung in der Dynamik herbeizuführen. Wenn Sie mehr Aufmerksamkeit wollen, können Sie selbst aufmerksamer sein? Wenn Sie mehr Zuneigung wollen, können Sie selbst mehr davon geben? Wenn Sie mehr Wertschätzung wollen, können Sie selbst mehr auf den Wert des anderen achten? Wenn Sie sich danach sehnen stärker angenommen zu werden, können Sie dem anderen Ihrerseits größere Akzeptanz entgegenbringen?

Es ist eine beträchtlich größere Herausforderung, eine andere Person zu ändern als sich selbst (und das ist schon nicht leicht!) Wenn Sie andere als Spiegel Ihrer selbst begreifen, befähigt Sie das, jemanden zu ändern, über den Sie die Kontrolle haben (Sie selbst), statt sich davon frustrieren zu lassen, dass Sie unfähig sind, einen anderen zu ändern. Das echte Geheimnis ist, dass wenn Sie sich selbst wandeln, die Welt nicht anders kann, als sich ebenfalls zu ändern.

3. In meinen Beziehungen gibt es Raum für Veränderung

Das Leben ist wesentlich dynamisch. Alles ist ständig im Wandel, einschließlich Ihrer Gedanken, Gefühle und Moleküle. Wir alle suchen inmitten dieses Wandels nach Beständigkeit. Oft ziehen uns Beziehungen wegen der Stabilität an, die sie bieten, aber zu große Stabilität kann Samen für Konflikte streuen. Es kommt öfters vor, dass Leute sagen: »Du bist nicht mehr der/die, den/die ich geheiratet habe« oder: »Du bist nicht mehr die Person, die du warst, als ich dich kennengelernt habe.« Auch wenn das normalerweise als Vorwurf vorgebracht wird, tut das nichts, als die Realität zum Ausdruck zu bringen. Wir alle werden vom Strom der Veränderung davongetragen, und zwei Menschen werden sich nicht mit Notwendigkeit auf dieselbe Art und Weise verändern und auch nicht im gleichen Tempo.

Akzeptieren Sie Veränderung als Teil Ihres Lebens. Die Evolution will, dass wir uns Veränderungen kreativ anpassen. Suchen Sie nach Wegen, wie Ihre Beziehungen die unvermeidlichen Veränderungen verkraften, ja feiern können, mit denen das Leben Sie konfrontiert, während Sie die Verbundenheit und Hingabe wahren, die die Ebene der Veränderung transzendiert.

4. Ich lasse die Vergangenheit in meinen Beziehungen Vergangenheit sein

In jeder Beziehung erleben Menschen Konflikte oder Schwierigkeiten, die Überbleibsel von Groll, Verletzung oder Enttäuschung zurücklassen. Diese Relikte vergangener Kämpfe werden oft als Rüstzeug in den nächsten Konflikt mitgenommen. *Du hast dies getan! Du hast jenes nicht getan!* Wenn Sie die Vergangenheit in die Gegenwart mitschleppen, lässt das den Konflikt eskalieren, hilft uns jedoch selten bei der Stillung unserer Bedürfnisse. Versprechen Sie sich, nicht die Verfehlungen der Vergangenheit herbeizuzerren, wenn es um aktuelle Probleme geht. Alte Wunden aufzureißen, während man eine Meinungsverschiedenheit oder einen Streit austrägt, unterstützt selten den Heilungsprozess, Versöhnung oder Transformation. Üben Sie sich regelmäßig im Rekapitulieren, und erlauben Sie es jedem Tag, sich unbelastet von den Lasten der Vergangenheit zu entfalten.

5. In meinen Beziehungen geht mir Glücklichsein über Rechthaben

Wenn Sie die Haltung Gewinnen-oder-Verlieren einnehmen, wird es Zeiten geben, wo Sie froh sind, weil Sie eine Auseinandersetzung gewonnen haben, sowie die temporäre Frustration oder Beschämung darüber erleben werden, verloren zu haben. Weder Gewinnen noch Verlieren lässt sich jedoch in Lieben übersetzen. Die Leute haben Meinungsverschiedenheiten, weil sie glauben, dass ihr Standpunkt der richtige ist – oder zumindest besser als ein anderer –, und es ist selten, dass jemand eine festgefahrene Position als Resultat einer erhitzten Debatte ändert.

Die Alternative ist, über die augenscheinlichen Differenzen hinauszugehen und nach einer gemeinsamen Grundlage zu suchen. Die Menschen gehen in Verteidigungsstellung, wenn sie das Gefühl haben, dass ihr Standpunkt herabgesetzt wird. Überprüfen Sie, ob Sie nicht einen kleinen Schritt in Richtung der anderen Position machen und um eine ähnliche Form von Kompromiss bitten können. Unterbrechen Sie das Konfliktmuster, indem Sie Ihre Differenzen anerkennen und trotzdem nach kreativen Lösungen suchen, mit denen die Bedürfnisse beider Parteien gestillt werden können.

6. Ich stärke meine Beziehungen durch die Kraft von Aufmerksamkeit, Zuneigung und Zeit

All das, worauf wir unsere Aufmerksamkeit richten, nimmt in unserem Leben an Stärke zu. Daher müssen Sie, wenn Sie wollen, dass Ihre Beziehung blühen kann, willens sein, sie mit Zeit und Aufmerksamkeit zu fördern. Wie in Kapitel neun diskutiert, haben viele Meinungsverschiedenheiten und emotionale Reaktionen ihre Wurzeln in ungestillten Grundbedürfnissen nach Aufmerksamkeit und Zuneigung. Streitigkeiten darüber, wieviel Zeit einer der Partner seiner Arbeit widmet, können mit einer liebevollen Umarmung und einer bedachten Konversation aufgelöst werden. Es kann schon nützlich sein, einfach nur aufmerksam zuzuhören. Das bedeutet, sich bewusst vorzunehmen, nicht zu antworten, bis die andere Person ihren Gedankengang zu Ende geführt hat und Sie sich zumindest einige Augenblicke Zeit genommen haben, um diese Informationen zu verdauen. Zu reagieren, bevor Sie es der anderen Person erlaubt haben, sich vollständig zu äußern, beschert Ihnen schnell eine Situation, wo beide gleichzeitig reden (was dann manchmal in Schreien ausartet), ohne dass sich auch nur einer Gehör verschaffen kann.

Wir bringen unsere Aufmerksamkeit auch durch Körpersprache zum Ausdruck. Einige Momente des Augenkontakts und eine Körperhaltung, bei der Sie dem anderen Ihr Gesicht zuwenden, signalisieren: »Du hast meine Aufmerksamkeit verdient. Du bist wertvoll für mich.« Die Macht der Aufmerksamkeit kann kaum überschätzt werden. Sie ist wie Dünger für Beziehungen, ob das Objekt der Aufmerksamkeit nun ein Baby, Ihr Haustier, Ihr Partner oder ein Freund ist. Als Arzt werde ich immer wieder an die heilende Kraft der Aufmerksamkeit erinnert.

Liebevolle Berührung

Auch physische Zuwendung ist ein wesentlicher Nährstoff für Beziehungen. Studien zur heilenden Kraft der Berührung erinnern uns daran, wie notwendig diese für eine gesunde menschliche Entwicklung ist. Frühgeborene Babys, die regelmäßig berührt werden, entwickeln sich viel schneller und können den Brutkasten früher verlassen als Babys, die nicht berührt werden. Bei Kindern mit HIV-Infektionen lässt sich eine Immunstabilisierung feststellen, wenn sie regelmäßig umarmt werden. Liebevolle Berührung setzt eine regelrechte Dusche schmerzlindernder und stimmungshebender Chemikalien im Körper frei.

Berührung ist das direkteste Mittel, das uns zur Verfügung steht, wenn es darum geht, die Kluft zwischen Trennung und Einssein zu überwinden. Die Technik befähigt uns, einander über große Distanzen hinweg zu sehen und zu hören, kann jedoch nicht die essentielle Verbundenheit und Erfüllung liefern, die uns Berührung schenkt. Zuneigung senkt die Lautstärke des gedanklichen Geplappers und gibt uns ein Gefühl der Sicherheit, der Behaglichkeit und der Entspannung. Kurz, liebevolle Berührung ist gut für den Körper, das Herz und die Seele, also seien Sie großzügig mit Ihrer Zuwendung.

Wir verraten unsere Prioritäten durch die Zeitmenge, die wir in etwas zu investieren bereit sind. Damit Beziehungen gedeihen können, muss man ihnen Zeit schenken. Ich habe wiederholt festgestellt, dass eine der effektivsten Interventionsmaßnahmen für eine entgleisende Beziehung der Vorschlag ist, das Paar solle zusammen für ein Wochenende wegfahren. Wenn die Partner in der Lage sind, einander aufs Neue als liebende menschliche Wesen wahrzunehmen statt nur als vorgeschriebene Rollen (mein Mann, meine Frau, mein Geschäftspartner), dann lässt sich die ursprüngliche Leidenschaft, an der sich die Beziehungen entzündete, oft neu entfachen.

7. In meinen Beziehungen bin ich bereit, meine Erwartungen zu äußern und den Preis dafür zu verhandeln

Beziehungen haben sich vor Millionen von Jahren entwickelt, weil sie uns Vorteile bei der Evolution verschaffen. Subatomare Partikel »entschieden«, dass es zu ihrem Vorteil sei, sich zu Atomen zusammenzutun. Atome fanden heraus, dass sie Elektronen miteinander teilen und sich zu Molekülen vereinigen konnten. Einzelne Zellen brachten einander einen großen Vertrauensvorschuss entgegen, als sie sich zu mehrzelligen Gemeinschaften vereinigten – ganz so wie wir, wenn wir uns für eine Beziehung entscheiden. Wir handeln im guten Glauben und erwarten, dass unser Leben eine Verbesserung erfährt, wenn wir vom »Ich« zum »Wir« wechseln.

Wenn Sie Ihre Autonomie dergestalt aufgeben, kostet dies allerdings etwas. Wenn Sie Ihre Aufmerksamkeit fixieren, dann bedeutet das, dass Sie andere Gebiete, die auch von Interesse wären, nicht erforschen können. Es bedeutet, dass Sie manchmal in bestimmten Situationen nicht bekommen werden, was Sie wollen, und dafür in anderen Situationen mehr von dem bekommen, was Sie wollen. Ihr Verhandlungsgeschick hinsichtlich dessen, was Sie zu geben bereit sind und als Gegenleistung erwarten, ist entscheidend für den Erfolg oder das Scheitern Ihrer Beziehung. Je bewusster Sie Ihre Erfahrungen identifizieren und kommunizieren können, desto wahrscheinlicher ist es auch, dass Sie eine gesunde, entwicklungsfähige Verbindung erschaffen können. Wenn Ihr Herz Ihnen unangenehme Signale sendet, weil Ihre emotionale Investition keine guten Früchte trägt, dann fragen Sie sich, was Sie in Ihrer Beziehung nicht bekommen. Bringen Sie dann Ihre Bedürfnisse so zum Ausdruck, dass sie mit größtmöglicher Wahrscheinlichkeit befriedigt werden. Das beinhaltet, dass Sie sich anhören, was die andere Person braucht, und willens sind, eine win-win-Situation auszuhandeln. Diese Prinzipien sind anwendbar, ob Sie nun eine bereits bestehende Beziehung heilen wollen oder vorhaben, eine neue anzufangen.

Liebe ist Übung

Wenn Sie Ihre Liebenswürdigkeit kultivieren – Ihre Fähigkeit, zu lieben und geliebt zu werden –, dann ist das eine lebenslange Aufgabe. Sie haben die Grundfertigkeiten, um das Spiel der Liebe mit Finesse zu spielen, aber denken Sie nicht, Sie könnten es je meistern, denn die Liebe wird bis zu Ihrem Lebensende eine Herausforderung bleiben.

Geben Sie sich der Macht der Liebe hin. Erlauben Sie es toxischen Emotionen nicht, sich zu akkumulieren und so Ihr Herz zu binden. Benutzen Sie stattdessen die Werkzeuge zur emotionalen Klärung, und halten Sie das Augenmerk auf dem liebenden Wesen, das Sie sein können und zu sein verdienen. Lauschen Sie der Weisheit Ihres Herzens, und erlauben Sie es ihm, Sie zu einem höheren Ausdruck von Liebe zu führen.

Wenn Sie daran glauben, können Sie es erschaffen. Wie auch immer Sie hinsichtlich Ihrer Liebens-Würdigkeit konditioniert worden sind – jetzt sind Sie in der Position, in Ihrem Innersten zu wissen, dass Sie Liebe verdienen. Jeder anders lautende Glaube ist falsch und sollte sich nicht in Ihrem Herzen beheimaten dürfen. Ralph Waldo Emmerson schrieb einmal: »Das, was du bist, tönt so laut in meinen Ohren, dass ich nicht hören kann, was du sagst.« Mittlerweile wissen Sie, dass Ihr Wesen göttlich ist und sich als menschlich verkleidet. Somit ist Liebe Ihre Essenz und bis zum Ende Ihres Lebens Ihr Tanzpartner.

Epilog

Hingabe an die Liebe

Müsstest du all deine Wünsche destillieren,
so blieben dir nur zwei:
Mehr zu lieben. Und glücklich zu sein.
Hafiz

Suchen Sie sich ein Bild von sich selbst als Baby oder Kleinkind. Betrachten Sie es so, als sähen Sie sich das Photo von jemand anderem an – vielleicht das Enkelkind eines Mitarbeiters oder der Neffe oder die Nichte eines Freundes. Was sehen Sie? Sie würden wahrscheinlich zustimmen, dass Sie sich ein wunderbares, unschuldiges neues Wesen anschauen, ein Wesen voller Potential, das bedingungslos geliebt zu werden verdient.

Schauen Sie jetzt in den Spiegel, und blicken Sie sich selbst in die Augen. Nehmen Sie dieses wunderschöne Wesen voller Potential wahr, das diese bedingungslose Liebe verdient? Sie haben ein ganzes Leben voller Erfahrungen, von denen einige Ihr Herz erweitert und andere es verstrickt haben. Sie haben in Ihrem Leben Entscheidungen getroffen, die Ihnen zu größerem Glück verholfen haben, und andere, die Ihnen Leid bereiteten. Durch all das legt die Essenz Ihres Wesens Zeugnis für die Selbstentfaltung Ihres Lebens ab und destilliert dabei tropfenweise Liebe und Freude, um Ihr zartes Herz zu nähren.

Heute ist ein neuer Tag. Als Ausdruck des heiligen Feldes unbeschränkter Möglichkeiten haben Sie die Fähigkeit, diesen

Tag mit Liebe und Enthusiasmus zu füllen. Warum nicht so leben, als ob das ginge?

Mein geliebter Guru, Swami Brahamananda Saraswati, sagte seinen Schülern:

Diesen mickrigen menschlichen Körper erlangt man erst nach vielen Lebenszeiten; verschwendet diese Gelegenheit nicht. Jeder Augenblick in diesem Leben ist wertvoll. Glaubt nicht, ihr wäret schwach oder gefallen. Seht ein, dass das, was bisher geschehen ist, unabsichtlich geschah. Doch jetzt sollt ihr euch einer Tätigkeit hingeben, wie sie einem Menschen gebührt. Wenn ihr ein Mensch geworden seid und kein Wissen um Eure göttliche Natur erlangt, dann ist das, als hättet ihr einen Diamanten zum Preis von Spinat verkauft.

Die Welt braucht Liebe. Wenn Sie ein offenes Herz haben, können Sie das Licht der Liebe an alle Wesen in Ihrem Umfeld weiterstrahlen. Denken Sie daran: Kein Liebesimpuls ist je verschwendet. Freuen Sie sich als Liebender an Ihrem Zustand des Liebens, und wissen Sie, dass jedes Wesen, das einen Strahl Ihrer Liebe auffängt, von dieser Erfahrung erleuchtet wird. Das ist Ihr wesenhafter Zustand, er war es immer und wird es immer sein.

Gestatten Sie es den umfassenden Forderungen der Welt nicht, Ihr Herz einzuspinnen. Die Sonne nimmt die Wolken auch nicht als Entschuldigung, mit dem Scheinen aufzuhören, denn sie weiß, dass die Wolken stets kommen und gehen. Es ist Ihr Geburtsrecht, ein Leben zu führen, das vor Liebe überfließt. Egal, was in Ihrer Vergangenheit geschehen ist, Sie haben eine grenzenlose Liebesfähigkeit. Bitte nutzen Sie sie, um Ihretwillen und auch dieser kostbaren Welt zuliebe.

***

Anhang

Kapitel drei

Musikvorschläge zur Begleitung der rhythmischen Atemübung
MCMXC *A. D.* von Enigma; Virgin Records 1992
Unfolding von Axiom of Choice; Narada, 2002
Karma von Delerium; Nettwerk Records, 1997
Tempting the Muse von mysteria; Intencity, 2006

[Wenn Sie einen approbierten *Primordial Sound Meditation* (PSM) Lehrer in Ihrer Region suchen oder wenn Sie mehr darüber herausfinden wollen, wie man Lehrer in *Primordial Sound Meditation* wird, dann besuchen Sie bitte: www.chopra.com/teacher]

Kapitel sechs

Ausgewählte Referenzen: Wissenschaftliche Untersuchungen zur Beziehung von Liebe, Emotionen und Gesundheit.

Berk, L. (1996). »The laughter-immune connection: new discoveries.« *Humor and Health Journal* (5), 1–5.
Case, R. B., Moss, A. J. et al. (1992). »Living alone after myocardial infarction.« *JAMA* (267), 515–519.
Charnetski, C. J., Riggers, S. und Brennan, F. X. (2004). »Effect of petting a dog on immune system function.« *Psychological Reports* (95), 1087–91.
Field, T. M, Schanberg, S. M., et al. (1986). »Tactile/kinesthetic stimulation effects on preterm neonates.« *Pediatrics* (77), 654–58.
Ironson, G., Fields T., et al. (1996). »Massage therapy is associated with enhancement of the immune system's cytotoxic capacity.« *International Journal of Neuroscience* (84) 205–217.
Kiecolt-Glaser, J. K., Fisher, L., et al. (1987) »Marital quality, marital disruption and immune function.« *Psychosomatic Medicine* (49), 13–34.
Kiecolt-Glaser, J. K., Stowell, J. R., et al. (2005). »Hostile marital interactions, proinflammatory cytokine production and wound healing.« *Archive General Psychiatry* (62), 1377–84.
Post, S. G. (2005). »Altruism, Happyness, and health: It's good to be good.« *International Journal of Behavioral Medicine* (12), 66–77.
Spiegel, D., Bloom, J. R., et al. (1989). »Effect of psychosocial treatment

on survival of patients with metastatic breast cancer.« *Lancet* (ii), 888–891.

Yoshino, S., Fushimori, J. und Kohda, M. (1996). »Effects of mirthful laughter on neuroendocrine and immune systems in patients with theumatoid arthritis.« *Journal of Rheumatology* (23), 794–794.

Empfohlene Lektüre

Hier eine kleine Auswahl von Büchern, aus denen ich wichtige Lektionen über die Liebe ziehen durfte.

Deepak Chopra. *The Path to Love*. New York: Harmony Books, 1997.

Debbie Ford. *The Dark Side of the Light Chasers*. New York: Riverhead Books, 1998.

Jean Houston. *The Search for the Beloved*. New York: Jeremy P. Tarcher, 1987.

Robert Johnson.

* *He. Understanding Masculine Psychology*. New York: Harper & Row, 1987.

* *She. Understanding Feminine Psychology*. New York: Harper & Row, 1989.

* *We. Understanding the Psychology of Romantic Love*. New York: Harper Collins, 1983.

Daniel Ladinsky. *The Subject Tonight Is Love – 60 Wild and Sweet Poems of Hafiz*. Myrtle Beach, South Carolina: Pumpkin House Press, 1996.

Maharishi Mahesh Yogi. *Love and God*. Maharishi International University, 1973.

Marshall M. Rosenberg. *Nonviolent Communication*. Encinitas, California: Puddle Dancer Press, 2003.

Shel Silverstein. *The Missing Piece Meets the Big O*. New York: Harper Collins, 1981.

Anmerkungen

1 Entspricht im Deutschen den Lauten des Wohlbehagens und der Abscheu. Anm. d. Übers.

2 Der Autor verwendet ein Wortspiel aus der Feder von Joseph Campbell, der von »at-onement with the father« (Einssein mit dem Vater) spricht, was sich im Deutschen sinngemäß als Ver-Söhnung (antreten der wahren Sohnschaft) wiedergeben läßt. Anm. d. Übers.

3 Originaltitel des Buches. Anm. d. Übers.

Index

Andere Bücher von David Simon

The Ten Commitments
Vital Energy
Return to Wholeness
The Wisdom of Healing
Freedom from Addiction
(mit Co-Autor Deepak Chopra)

Für weitere Informationen besuchen Sie:
www.freetolove.com

***

Zur Chopra Center Press

Dieses Buch ist der erste Baum, der in unserem neuen Garten gepflanzt wurde, dem *Chopra Center Press*-Garten. Wir wollten die Erfahrung machen, ein Buch von der Entstehung bis zur Veröffentlichung zu begleiten, um dafür zu sorgen, dass jeder Schritt unsere Absichten in Sachen Heilung, Erwachen und Transformation des Lesers abbilden würde. Wir haben festgestellt, dass durch die echte Hingabe, die jedes Mitglied unseres Teams einbrachte, das Endprodukt mehr wurde als die Summe seiner Teile. Der Enthusiasmus und die Kreativität, die von jedem Stammesmitglied der Chopra Center Press investiert wurden, haben exponentiell zu diesem Werk beigetragen.

Die Mission des Chopra Center for Wellbeing ist es, unserer Weltgemeinschaft durch die Entwicklung und das Angebot authentischen Wissens, Dienstes und von Produkten zu dienen, die Gleichgewicht, Heilung und die Erweiterung des Bewusstseins fördern und feiern. Wir hoffen, dass der Leser die liebende Absicht fühlen und wertschätzen können wird, die dieser neuen Abteilung des Chopra Center for Wellbeing zugrundeliegen. Alle zukünftigen Angebote der Chopra Center Press werden auch weiterhin unsere tiefste Hingabe an den Dienst an unserer Weltfamilie zum Ausdruck bringen.

Das Chopra Center for Wellbeing

Das Chopra Center for Wellbeing in Carlsbad, Kalifornien, wurde 1996 von Dr. med. Deepak Chopra und Dr. med. David Simon gegründet, um den Menschen zu helfen, physische Heilung, emotionale Freiheit und ein gesteigertes Bewusstsein zu erfahren.

Da die Popularität natürlicher Heiltechniken und geistig-körperlicher Behandlungsmethoden zugenommen hat, dient das Chopra Center auch weiterhin als Quelle authentischer Informationen über Meditation, Yoga und Ayurveda für die ganze Welt. Jedes Jahr nutzen Tausende von Menschen die große Palette an Programmen, Workshops und Exerzitien im Zentrum, darunter geistig-körperliche Versenkung, Intensivkurse in emotionaler Heilung und das wöchentliche Panchakarma-Entgiftungsprogramm *Perfect Health.*

Die zertifizierten Lehrgänge des Chopra Center sind ebenfalls auf dem Vormarsch, da mehr und mehr Gleichgesinnte sich über die heilenden Gaben von Meditation, Yoga und Ayurveda auszutauschen bestrebt sind. Durch das globale Netzwerk vom Chopra Center approbierter Lehrer lernen Menschen auf der ganzen Welt die praktischen Werkzeuge zum Herstellen des inneren Gleichgewichts, von Geistesruhe und Wohlbefinden in ihrem Leben.

Bitte besuchen Sie www.chopra.com

Die *Free to Love, Free to Heal* Resourcen-Seite

Schließen Sie sich dem *Free to Love*-Netzwerk an und erhalten Sie Zugang zu:

* Tipps
* Werkzeugen
* Videos
* Interaktiven Übungen
* Täglicher Inspiration

Loggen Sie sich bei www.freetolove.com ein um kostenlos Mitglied zu werden.

Geben Sie das Passwort F2LF2H ein.

* Sehen Sie Interviews mit David Simon.
* Laden Sie sich ein *Free to Love* Bonus-Kapitel herunter.
* Sichern Sie sich Zugang zu heilenden Meditationen.
* Posten Sie Fragen und Geschichten zu *Free to Love, Free to Heal.*
* Treten Sie in Verbindung zu Gleichgesinnten auf dem Pfad zur Freiheit.
* Finden Sie mehr über *Free to Love, Free to Heal*-Workshops heraus.